Evelyn Horsch-Ihle

Yoga hilft nach einer Hüft-OP

vianova
Verlag Via Nova

Evelyn Horsch-Ihle

YOGA
HILFT NACH EINER
HÜFT-OP

Das effektive Programm für Kraft, Beweglichkeit und Wohlbefinden im Alltag

vianova
Verlag Via Nova

Ein Hinweis an die Leserinnen und Leser:

Dieses Buch soll eine Hilfe zur Selbsthilfe geben. Es vermittelt eine Vielzahl sorgfältig recherchierter und erarbeiteter Informationen. Eine Garantie kann jedoch nicht übernommen werden. Die in diesem Buch enthaltenen Informationen und Empfehlungen stellen keinen Ersatz für eine ärztliche, psychiatrische oder psychotherapeutische Behandlung dar. Dem Leser wird empfohlen, stets einen Arzt zu konsultieren. Jede Anwendung der auf den folgenden Seiten dargestellten Informationen und Empfehlungen erfolgt im alleinigen Ermessen und in der alleinigen Verantwortung des Lesers. Weder die Autorin noch der Verlag haften für etwaige Schäden, die vermeintlich direkt oder indirekt aus der Anwendung der im vorliegenden Buch enthaltenen Informationen entstanden sind.

---

1. Auflage 2025

Verlag Via Nova
Werner Vogel & Martin Büttner GmbH
Alte Landstr. 12, DE-36100 Petersberg
Telefon: (0661) 62973
E-Mail: info@verlag-vianova.de
Internet: www.verlag-vianova.de

Umschlaggestaltung: Guter Punkt, München
Satz: Sebastian Carl, Amerang
Druck und Verarbeitung: Appel & Klinger Druck und Medien GmbH
DE-96277 Schneckenlohe

ISBN 978-3-86616- 552-6

INHALT

KAPITEL 1

Einleitung 9

Wie dieses Programm entstanden ist: Meine Geschichte 12

Wie Sie Ihr neues Yoga kennenlernen 16

Was Sie beim Yoga beachten sollten 19

Einige Grundprinzipien 21

Wie formulieren Sie Ihre Absicht? 22

Wie Sie mit diesem Buch arbeiten – und was Sie damit erreichen können 25

KAPITEL 2

Ihre Hüft-OP: Wie sie abgelaufen ist und was Sie damit dürfen (und was nicht) 29

Was das für dieses Programm bedeutet 32

KAPITEL 3

Phase 1: In der Klinik 35

Ihr Atem als Mittel der Heilung 35

Übung: Beleben Sie mit dem Atem Ihren Körper 37

Yoga-Übungsfolge: Atem und Bewegung 39

Tiefenentspannung in Savasana 48

Meditation: Begrüßen Sie Ihre neue Hüfte 49

KAPITEL 4

Phase 2: In der Reha 51

Machen Sie (es) sich leicht – mit Hilfsmitteln 51

Wie Sie vom Hocker auf den Boden gelangen 55

Yoga-Übungsfolge mit Hilfsmitteln (Props) 59
Tiefenentspannung in Savasana 70
Meditation: Der 4:1-Atem gegen Schmerzen 71

KAPITEL 5
Phase 3: Wieder zu Hause 73
Aktivieren Sie die Kraftpunkte in Ihrem Körper 73
Yoga-Übungsfolge mit Bandhas 78
Tiefenentspannung in Savasana 92
Meditation zur Aktivierung der Kraftzentren 93

KAPITEL 6
Phase 4: Im Alltag 97
Der Weg zu Freude und Kreativität:
Erwecken Sie Ihr zweites Chakra 97
Das zweite Chakra 98
Was geschieht, wenn das zweite Chakra blockiert ist? 100
Was geschieht, wenn auch das erste Chakra blockiert ist? ... 100
Wie können Sie nun herausfinden, ob Sie ein Problem
im zweiten (oder ersten) Chakra haben? 101
Wie können Sie Ihr Chakraproblem heilen? 102
Yoga-Übungsfolge für das zweite Chakra 103
Tiefenentspannung in Savasana 113
Meditation für das zweite Chakra 115

KAPITEL 7
**Phase 5: Wie Sie sich den Schneidersitz
(zurück)erobern 119**
Nie wieder Lotussitz? 119
Yoga-Übungsfolge zur Förderung
des Sitzens im Schneidersitz 120
Tiefenentspannung in Savasana 136
Achtsamkeitsmeditation für den Schneidersitz 138

KAPITEL 8

Phase 6: Ihr neuer Sonnengruß 141
Ihr neuer Sonnengruß: Vitalität für alle Zellen 141
Der Kundalini-Sonnengruß für Hüftoperierte 143
Atemmeditation: Wechselseitige Nasenlochatmung 155
Bonus: Gehmeditation 157

ANHANG

Verbotene und empfohlene Yogahaltungen 159
Weiterführende Literatur 167
Danksagung 170

KAPITEL 1
Einleitung

Sie haben sich gerade Ihre Hüfte ersetzen lassen oder stehen kurz vor einer Hüftoperation. Und Sie sind gespannt, was Sie bei einem Yogaprogramm für diese Situation erwartet. Vielleicht haben Sie bisher noch nie Yoga geübt. Und haben nur die ahnende Vorstellung, dass Yoga Ihnen nach Ihrer Operation helfen könnte. Vielleicht sind Sie auch – wie ich – seit Jahren schon Yogapraktizierende. Und haben aus diesem Grund – ebenfalls wie ich – beinahe zu lange mit der Operation gewartet.

Ich möchte Ihnen an dieser Stelle Mut machen: Sie können nicht nur – wieder – Yoga praktizieren, wenn Sie hüftoperiert sind. Sie können auch mit diesem Yogaprogramm Ihre Heilung unterstützen. Vor allem aber können Sie mit diesem Yogaprogramm sich selbst auf eine ganz neue Weise begegnen – Sie können sich und Ihren Körper besser kennenlernen, Sie können lernen, gut auf Ihren Körper zu hören und nichts zu tun, was sich nicht gut anfühlt. Sie können Signale kennenlernen, die Sie vielleicht früher übergangen haben. Und Sie können Gelassenheit und Freude als tägliche Wirklichkeit kennenlernen, was Ihren Alltag bereichern wird.

Das alles ist mit Yoga möglich. Denn Yoga bedeutet Verbundenheit. Das ist das Gegenteil dessen, was wir normalerweise in unserem Alltag erfahren, der geprägt ist von Vereinzelung, von Trennung, von Isolation, von Auf-sich-selbst-Zurückgeworfensein, vor allem in kritischen Lebenssituationen, und von einem

Funktionalismus, der von uns fordert, immer und zu aller Zeit kraftvoll, verfügbar und gesund zu sein, der alles Nichtfunktionsfähige ausgrenzt, egal ob es um Kranksein oder um den Tod geht. All dies kommt in unserem Alltag nicht vor, darf darin nicht vorkommen, obwohl es natürlich dazugehört. Deshalb wollen wir alle auch möglichst schnell wieder gesund werden, damit wir unsere Angst vor diesem Alleinsein möglichst schnell wieder vergessen können, damit wir „dazugehören", fit sind, jung und leistungsstark.

Yoga weist uns jedoch einen anderen Weg. Yoga kann uns zeigen, dass Körper, Geist und Seele immer miteinander verbunden sind, ganz gleich, in welchem Zustand sich die einzelnen Elemente befinden. Dass es – wenn wir gesund und fit sein wollen – nicht nur den Weg des sportiven Trainings und Muskelaufbaus gibt, so wichtig und gut sie auch sein mögen, sondern dass dieser Moment in Ihrem Leben Ihnen die Möglichkeit bietet, wirklich ganz neu anzufangen mit diesem, Ihrem Körper. Nicht, damit Sie bloß nicht auf Dauer „behindert" bleiben, sondern damit Sie wirklich wieder ganz gesund werden, an Körper, Geist und Seele.

Dieses Gefühl werden Sie brauchen. Denn wenn Sie nicht mit der neuen, anterioren Operationsmethode operiert worden sind, dann müssen Sie von nun an – mindestens ein Jahr lang – bei spontanen Bewegungen sehr aufpassen. Zum Beispiel, wenn Sie die Beine übereinanderschlagen wollen, weil Sie eben immer so sitzen. Zum Beispiel, wenn Sie Zumba oder Hip-Hop tanzen, reiten, Gymnastik machen oder Ski fahren wollen. Mannschaftssportarten wie Handball oder Fußball – Dinge überhaupt, bei denen Sie schnell aus dem Gleichgewicht kommen, angerempelt werden, stürzen oder ausrutschen könnten, sind auch eher verboten. Sie werden kein Trampolin springen können, Tennis spielen auch nur, wenn Sie sicher sind, nicht wegzurutschen. Und Schwimmen – nun ja, Kraulen macht sicher auch Spaß, ist sportlich und aktiv, aber das liebe, gewohnte Brustschwimmen ist ebenfalls verboten. Von gutem Sex ohne vorsichtige Bewegungen ganz zu schweigen.

Wenn Sie Yoga bereits praktizieren, dann müssen Sie auch den gewohnten Sonnengruß lange Zeit vergessen – und auch alle anderen Yogaübungen, die Ihnen lieb und teuer sind: alle Vorwärtsbeugen, alle Hüftbeuger, alle Drehbewegungen, kein Krieger, keine Taube, kein lachendes Baby, kein Schneidersitz. Was bleibt denn da überhaupt?

Wir wollen also nicht darum herumreden – wenn Sie nicht gerade ein Superwalker oder eine Marathonläuferin sind, wenn Sie nicht sowieso am liebsten spazieren gehen, Fahrrad fahren oder wandern, dann haben Sie nun mit Ihrer neuen Hüfte lange Zeit Einschränkungen. Erlaubte Bewegungen nämlich bewegen Sie nur nach vorn – und zwar möglichst geradeaus. Sie müssen aber ganz neu lernen, was Sie tun können, wenn Ihnen einmal etwas auf den Fußboden fällt – oder wie Sie Kisten mit Einkäufen nach oben in Ihre Wohnung tragen. Sie müssen lernen, wie Sie in die Hocke gehen, einen Koffer ziehen – und dabei auf einer Rolltreppe fahren. Sie müssen lernen, Ihre Spülmaschine neu ein- oder auszuräumen und wie Sie im Garten Tulpen pflanzen oder Unkraut jäten. Sie müssen lernen, wie Sie reagieren dürfen, wenn jemand hinter Ihnen Ihren Namen ruft, und wie Sie sich einen Arbeitsplatz einrichten, der Ihre neue Hüfte nicht zum Weinen bringt.

Bei all dem werden Ihnen die Physiotherapeuten in Ihrer Reha helfen. Was sie Ihnen aber nicht beibringen, ist, wie Sie lernen können, auf Ihren Körper zu hören. Wie Sie mit ihm umgehen – und ihn nicht nur fordern. Sie lernen nicht, wie Sie wirklich auf Ihren Atem achten können, um sich mit ihm zu stützen und zu stärken. Oder wie Sie Kraftzentren in Ihrem Körper entstehen lassen können, die Ihren Rücken, Ihre Schultern und den Bauch entlasten können. All das jedoch können Sie jetzt lernen, wenn Sie beschließen, Ihre Heilung mit Yoga zu unterstützen.

Die Wissenschaft des Yoga ist einerseits uralt, andererseits aber auch unglaublich modern. Sie zeigt Zusammenhänge auf, die wir in unserer westlichen Herangehensweise noch gar nicht entdeckt haben. Mit dem Programm, das ich Ihnen auf den folgenden Seiten vorstelle, werden Sie diese Zusammenhänge kennenlernen. Sie werden Ihre neue Hüfte nicht überstrapazieren – aber Sie werden ihr Unterstützung schenken können. Sie werden lernen, wie Sie gleichzeitig den Rücken entlasten und Ihren Nabelpunkt stärken können. Sie werden lernen, wie Sie Ihre Arme einsetzen können, um die Beine zu entlasten – und wie Sie Ihr Becken insgesamt kräftigen können. Sie werden lernen, mit Ihrem Körper und seiner Bewegung zu atmen. Und Sie werden Meditationen und Entspannungsformen kennenlernen, die Ihre Gesundheit und Vitalität steigern und Ihr Energieniveau anheben können.

Wie dieses Programm entstanden ist: Meine Geschichte

Mein Weg zu diesem Yogaprogramm begann vor fünfzehn Jahren. Wie jedes Jahr unterrichtete ich in jenem Sommer Yoga am Strand. Jeden Morgen stand ich um etwa 4:10 Uhr auf, ging kalt duschen und packte meine Sachen zusammen. Um halb fünf traf ich mich mit einer Gruppe von Frauen und Männern in Eckernförde am Strand der Ostsee. Wir gingen, noch im Dunkeln, eine Runde schwimmen, wobei wir sorgsam darauf achteten, nicht von den immer wieder heranpulsierenden Feuerquallen liebkost zu werden, dann übten wir in die langsam aufgehende Sonne hinein eine Stunde lang ein sehr kraftvolles Yoga und schlossen den Morgen mit einer Entspannung und Meditation ab. Es war jedes Mal eine Überwindung – und jedes Mal ein beglückendes Erlebnis, mit der Nahrung der Sonne und dieser besonderen

Zeit der Übungen nach Hause zu kommen. Ich brauchte immer weniger Schlaf – und immer weniger andere Nahrung. Es war schlicht beseligend.

Am vorletzten Tag des Yogakurses am Strand in jenem Jahr bekam ich Besuch – und holte für alle Besucher Decken aus meinem Yogaraum, um sie mit an den Strand zu nehmen, denn meine Besucher wollten gerne das Strandyoga mitmachen. Ich weiß noch, wie glücklich ich an jenem Morgen war – ich fühlte mich topfit, kraftvoll, jung, mir ging es blendend –, und ich dachte einen Moment lang nicht an die lange Treppe, die vom Yogaraum ins Erdgeschoss führte. Und genau da geschah es – ich sah mit den vielen Decken auf dem Arm die Stufen nicht mehr und fiel kopfüber, kopfunter die Treppe hinunter. Es gab einen Riesenkrach – und mein Leben war nie wieder wie zuvor.

Glücklicherweise hatten die Decken den Sturz abgefedert, aber mein linker Fuß schwoll in Minutenschnelle auf die Größe eines Elefantenfußes an, wurde schwarz und blau. Und ich konnte auf einer Seite nichts mehr sehen. Zunächst dachte ich, die Schwellung würde schnell wieder verschwinden und ich würde bald wieder normal laufen können, aber auf beiden Knöchelseiten waren die Bänder gerissen. Monatelang konnte ich den Fuß nicht belasten und als es wieder ging, humpelte ich wie eine alte Frau. Mein rechtes Bein übernahm die Führung, ich trat bevorzugt mit diesem Bein auf – und nach einiger Zeit begann ein leichtes Ziehen in der rechten Hüfte.

Ich erlebte eine Odyssee durch Arztpraxen, osteopathische Behandlungen, Krankengymnastik. Und obwohl ich bald wenigstens wieder Yoga üben konnte, wurden die Schmerzen in meiner rechten Hüfte immer schlimmer. „Coxarthrose!“, kommentierte knapp ein befreundeter Orthopäde. „Da kommst du um eine Operation nicht herum!“ Es hagelte gute Ratschläge und Begründungen für meinen Zustand – und es wurde immer schlimmer. Nach einem Jahr lehnte ich mich auf jeden Einkaufswagen wie auf einen Rollator. Spaziergänge mit unserem Hund wurden zur Qual, hörten schließlich ganz auf. Und bei einem wunderschönen Wochenende mit meinem Mann in Straßburg, bei dem wir vor allem im Elsass wandern wollten, musste ich nach höchstens dreihundert Metern aufgeben.

Aber eine Hüftoperation? Das kam für mich nicht infrage. Denn was ich in Büchern las, beruhigte mich als Yogalehrerin überhaupt nicht. Wie sollte ich je wieder Yoga unterrichten? Wie sollte ich je wieder im Lotussitz sitzen? Wie sollte ich je wieder „meine" Yogaübungen ausführen, die mir so sehr ans Herz gewachsen waren? Ich las alles, was es zum Thema alternative Hüftbehandlungen gab. Ich nahm Enzyme und homöopathische Mittel, ich übte mit Büchern und Krankengymnasten. Ich machte Yoga zur Verhinderung einer Hüftoperation, ich sprach mit Kolleginnen und Sportärzten. So rettete ich mich über drei Jahre. Schließlich ging es nicht mehr. Jeder Schritt war inzwischen wie ein Messerstich, der durch den ganzen Körper jagte. Dennoch fühlte sich der Gang ins Krankenhaus an wie ein Aufgeben, wie ein Versagen.

Glücklicherweise fand ich einen wunderbaren Operateur. Einen, der mich auch mit meinem Wunsch nach Yoga respektierte und mir eine Prothese „einbaute", mit der ich, so sagte er, irgendwann wieder normal Yoga machen könne. Ich weiß noch, wie ich am Abend vor der Operation dachte: Ab morgen wirst du für den Rest deines Lebens einen Fremdkörper in dir haben! Ich versuchte, meine „alte" Hüfte in Dankbarkeit zu verabschieden. Ich begrüßte am Tag nach der Operation meine „neue" Hüfte mit einer möglichst großen Offenheit. Und dennoch wurden die ersten Schritte mit der Prothese zu einer Qual. Ich hatte zu lange gewartet – alle Muskeln hatten sich verkürzt, verspannt, verzogen. Es war die Hölle.

In der Reha dann kam ich in eine Welt des Sports. Ich wurde von sehr engagierten Physiotherapeuten auf der körperlichen

Ebene sehr gefördert – und geriet dennoch mehr und mehr unter Stress. Muskelaufbau, Schwimmen, Ergometertraining, Einzelphysio, Gruppenphysio, Theraband-Gymnastik, Wassergymnastik, Lauftraining ließen mich zwar fitter und beweglicher werden, aber ich geriet völlig aus meiner Mitte. Bis ich Yoga wiederentdeckte – und merkte, dass es darum ging, mich und meinen Körper überhaupt wieder spüren zu lernen. Mit meinem Körper zu gehen – und nicht gegen ihn anzutrainieren.

Ich begann, mein eigenes Programm zu entwerfen – ich machte das Sporttraining weitgehend mit, machte aber in meinem Zimmer meine eigenen Übungen, übte Yoga, achtete auf meinen Atem und meditierte. Langsam begann ich zu verstehen, was mein Körper brauchte – und auch mein Stress nahm ab. Ich begann zu gesunden – jeder Tag brachte Neues, kleine Veränderungen, kleine Verbesserungen.

Am schönsten war, dass der begleitende Arzt am Tag meiner Entlassung zu mir sagte: „Lassen Sie sich Zeit – in einem Jahr werden Sie die Prothese nicht mehr spüren!" Das gab mir Raum – ich musste (!) nicht in ein paar Wochen wieder so beweglich sein wie früher. Ich durfte mir Zeit lassen, Zeit für meinen eigenen, ganz persönlichen Prozess des Gesundens, Zeit für meine Bewegung, die mir Freude machte, Zeit für Entdeckung und Weiterentwicklung meines Körpers. Aus diesem Geist heraus ist das Programm entstanden und ich kann nur sagen, ich bin heute, mit meiner Prothese, glücklich wie nie zuvor. Sicher, ab und zu spüre ich sie. Aber ich spüre sie vor allem dann, wenn ich nicht auf mich höre – oder mich nicht ausreichend bewege. Das ist auch ein Vorteil dieses neuen Körperteils – er mag wirklich keine Couch-Potatoes. Er will bewegt werden, gekräftigt, angesprochen. Aber richtig. Jedes Mal nach einer Yogasession fühlt er sich glücklich an – und jedes Mal mehr wird er zu einem Teil meines neuen Bewusstseins, eines Bewusstseins von Gesundheit, von Achtsamkeit und Kraft, von Bewegung, von Einssein mit mir selbst. Das ist der große Gewinn meiner neuen Hüfte. Und ich muss sagen, ich bin ihr sehr, sehr dankbar.

Wie Sie Ihr neues Yoga kennenlernen

Sie können schon am Tag nach Ihrer Operation damit beginnen, Yoga kennenzulernen. Allerdings mit einigen Aspekten, die Sie vielleicht bisher nicht so sehr mit Yoga verbunden haben. Vor einigen tausend Jahren nämlich (genauer gesagt: etwa 400 v. Chr.) hat ein weiser Yogi, Patanjali genannt, die Bestandteile seiner Yogaerfahrung in zahlreichen grundlegenden Aphorismen (Sutras) zusammengefasst und dabei auch acht Aspekte aufgezählt, die immer zum Yoga gehören. Der Körper und die verschiedenen Haltungen, die man dabei einnimmt (Asanas), sind nur einer dieser Aspekte. Sie beinhalten wesentlich mehr, nämlich acht Punkte, die man nach Patanjali den „achtgliedrigen Pfad des Yoga“ nennt:

- Asana (der Körper und seine Haltungen)
- Pranayama (die Wissenschaft vom Atem)
- Pratyahara (das Entdecken der eigenen Innerlichkeit)
- Yama und Niyama (die Einstellungen und Verhaltensweisen, mit denen man sich selbst und anderen beim Yoga begegnet, darunter Gewaltlosigkeit, Maßhalten und Achtsamkeit)
- Dharana (die Konzentration und die Konzentrationspunkte)
- Dhyana (die Meditation)
- Samadhi (das Eintauchen in Freude und Seligkeit)

Diese acht Aspekte können Bestandteile jeder Yogastunde sein – sie sind aber auch Bausteine, die man einzeln vertiefen und verinnerlichen kann. Viele Menschen, die lange Yoga praktizieren, erkennen in diesen acht Punkten auch einen inneren Entwicklungsweg, mit dem sie ihr Bewusstsein erweitern und Achtsamkeit, Gelassenheit und Heiterkeit entwickeln können.

Was wir aber auch jetzt schon daran erkennen können und was das Yoga so attraktiv auch zur Heilung macht, ist, dass es neben der rein körperlichen Orientierung – neben dem „sportiven" Aspekt also – einen ganzen Blumenstrauß bietet, um körperlich und innerlich weiterzukommen. So wird die innere Einstellung einbezogen, mit der man sich und anderen begegnet. Es gibt die Wissenschaft vom Atem, die allein schon so viel Potenzial in sich trägt, wie man es nie vermuten würde. (Sie werden in Kapitel 3 noch mehr dazu erfahren.) Es gibt das Eintauchen in die eigene Innenwelt als Quelle von Kraft und Inspiration. Es gibt die Konzentrationspunkte, die im Körper liegen und die man selbst dann aktivieren kann, wenn man körperlich fast unbeweglich ist. Es gibt die Meditation, diesen wunderbaren Schatz, den wir hierzulande gerade erst zu entdecken beginnen, der buchstäblich unsere Gehirnstruktur verändert. Und es gibt das höchste Potenzial des Yoga – das Überwinden jedes Gefühls von Isolation und Einsamkeit und stattdessen das Einswerden mit allem, was ist, das Sich-Ausdehnen in die Sonne, in die Bäume, zum Himmel und zu den Tieren – spürend, dass wir nicht getrennt davon sind. Das kann eine Freude und eine Dankbarkeit in uns hervorrufen, die völlig unabhängig davon ist, wie fit wir sind, wie jung oder wie belastet durch unsere Lebensumstände.

All dies ist Yoga – und Sie können schon hier merken, dass es viel mehr bietet, als man auf den ersten Blick vermuten könnte. Es bietet sogar so viel, dass man beinahe erschrecken könnte und denkt: Wie soll ich das denn alles lernen? Keine Sorge – Sie werden im Laufe dieses Programms vieles davon kennenlernen, aber ohne viel Theorie und mit viel ganz persönlicher, ganz konkreter Erfahrung. Nach und nach – und nicht auf einmal. Und wenn Sie schon lange Yoga praktizieren, dann werden Sie merken, dass Sie in der Betonung anderer Elemente des achtfachen

Pfades einen ganz neuen Zugang zu „Ihrem" Yoga finden können.

Das Yoga, mit dem wir hier vor allem arbeiten werden, nennt sich Kundalini-Yoga. Es ist ein Yoga, das viele der Elemente, die Patanjali erwähnt hat, in sich vereint, wie beispielsweise die starke Verbindung zwischen Körper und Atem, die Aktivierung von bestimmten Körperschleusen wie dem Beckenboden, den man im Yoga **Mula-Bandha** nennt. Wie beispielsweise die innere Ausrichtung an Konzentrationspunkten und die Lenkung der Energieströme im Körper – feinstofflich, aber von jedem deutlich spürbar – oder der Einsatz von Mantras, wenn man dies möchte – von Worten, die, wenn man sie mit Bewegung oder Meditationshaltungen (Mudras) verbindet, neue Gehirnspuren legen.

Es ist auch ein Yoga, das Elemente aus vielen anderen Richtungen in sich vereint, darunter Elemente aus dem tibetischen Yoga, aus dem Kriya-Yoga und dem Raja-Yoga. Ein Yoga zudem, das durch seine starke Betonung von Atem und Energie viel mehr Möglichkeiten zu grundlegender Erfahrung vermittelt und das deswegen auch für (noch) nicht wieder so bewegliche Menschen geeignet ist, weil man es ebenso im Bett wie auch auf einem Stuhl praktizieren kann – und dennoch eine „echte" Yogaerfahrung macht.

Was Sie beim Yoga beachten sollten

Es gibt jedoch einige Punkte, die Sie bei diesem Yoga beachten sollten:

- Bitte üben Sie nicht mit vollem Magen. Wenigstens eine halbe Stunde nach dem Verzehr von etwas Obst und wenigstens zwei Stunden nach einer vollen Mahlzeit sollten schon vergangen sein, wenn Sie mit Yoga beginnen.
- Sie sollten so üben, dass Sie möglichst viel Luft in den Raum lassen, in dem Sie sind – also Fenster auf oder wenigstens einmal gut durchlüften.
- Sie sollten sich nach und nach Hilfsmittel anschaffen, mit denen Sie üben – anfangs natürlich Ihre Stützen. Weiterhin einen Sanitärhocker, den Sie in jedem Sanitärgeschäft bekommen können, ein paar Blöcke aus Schaumstoff oder Kork, mit denen Sie Ihre Hände oder Füße gut abstützen können, wenn Sie wollen, eine Yogamatte, am besten aus Schafwolle und mit einem rutschfesten Untergrund, ein Meditationskissen und ein oder zwei dünnere Kissen sowie einige Therabänder oder Yogabänder – dehnbare Bänder aus Gummi, mit denen Sie Ihren Körper buchstäblich „verlängern" können.
- Üben Sie am besten barfuß, denn dann haben Sie den besten Halt für Ihre Füße. Und am liebsten in ganz bequemer Kleidung, wenn möglich aus Naturfasern.
- Üben Sie nie so lange, dass Sie ganz kaputt sind. Fangen Sie lieber mit einer ganz kurzen Sequenz an und bauen Sie nach und nach auf.
- Sie werden lernen, sich nach und nach zu dehnen, so wie Sie es mit Ihrer neuen Hüfte dürfen. Spüren Sie die Dehnung, solange sie Ihnen guttut. Es wird täglich Neues dazukom-

men – Ihr Körper lernt und freut sich, wenn Sie ihm Neues bringen. Wenn es anstrengend wird oder sogar schmerzhaft – gehen Sie einen Schritt zurück. Ihr Körper ist weise genug, um Ihnen zu zeigen, was Ihnen guttut und was nicht. Zwingen Sie ihn nicht über seine natürlichen Begrenzungen hinweg!

- Besprechen Sie die Sequenz, mit der Sie arbeiten wollen, mit Ihrem Therapeuten oder mit Ihrem Orthopäden. Manches ist im Yoga anders als im Sport – weisen Sie also darauf hin. Aber wenn Ihnen ein Therapeut oder eine Ärztin abrät, bestimmte Bewegungen zu machen, dann hören Sie auf ihn oder sie. Jeder Mensch ist ein einzigartiges Wesen und was für den einen gut ist, muss noch lange nicht für den anderen gut sein. Ihr Arzt oder Ihre Therapeutin kennt Sie und Ihren Körper – und im Zweifelsfall ist es besser, vorsichtig zu sein, als sich zu verletzen.
- Lassen Sie Ihr Yoga die medizinische Seite Ihrer Genesung ergänzen – nicht ersetzen. Arbeiten Sie mit Ihrem Körper und mit Ihren Ärzten zusammen, nicht gegen sie. Das wird Ihnen am meisten helfen!
- Entspannung ist ein wichtiger Teil von Yoga – also machen Sie daraus keinen Hochleistungssport! Nach jeder Übung sollten Sie eine Minute oder sechs bis acht Atemzüge entspannen – das hilft Ihrem Körper, die Übungen zu integrieren. Integration steigert die Lernbereitschaft Ihres Körpers – Sie werden damit schneller weiterkommen, als wenn Sie sich zu schnell zu viel abfordern.

Einige Grundprinzipien

Wenn Sie beginnen, mit Yoga zu arbeiten, sollten Sie sich innerlich darauf einstimmen, was Sie eigentlich damit bewirken wollen. Ihre ganz eigenen Ziele sind möglicherweise ganz andere als die anderer Menschen. Machen Sie sich klar, warum Sie heute (!) Yoga üben möchten – denn dies kann sich auch von Tag zu Tag ändern. Weshalb ist das so wichtig? Weil Ihr Körper anders reagiert, wenn Sie ihm direkt und klar sagen, was Sie eigentlich von ihm wollen. Soll er gesund werden? Sollen Schmerzen aufhören? Wollen Sie besser schlafen können? Wollen Sie sich in Ihrem Haushalt möglichst gut bewegen können? Wollen Sie wieder fröhlich werden? Oder wollen Sie gelassener sein? Wollen Sie etwas überwinden? Oder besser in Kontakt mit Ihrer Umwelt sein? Egal was Ihre Ziele sind – Sie sollten vor dem Yoga Ihre Absicht formulieren. Es ist nämlich so, dass in Ihrem Körper, ja sogar in jeder Zelle, eine Art Bewusstsein ist – und das können Sie mit Ihrer Absichtserklärung ansprechen.

Zudem verfügt Ihr Körper auch über ein Energiesystem und die westliche Medizin beginnt sich gerade jetzt erst der Vorstellung zu öffnen, dass wir eine feinstoffliche Anatomie im Körper besitzen, deren Wirkweise bisher erst an den Erscheinungsformen erfasst werden muss, weil man sie weder sehen noch abbilden kann. Diese Energie in Ihrem Körper folgt Ihrem Bewusstsein ebenso, wie der Körper dies tut: wenn Sie etwa schwitzen, weil Sie aufgeregt sind, oder einen schnelleren Herzschlag bekommen, wenn Ihre Liebste oder Ihr Liebster um die Ecke kommt. Mit der Körperenergie ist es nun so, dass sie einerseits immer da ist – wie Elektrizität oder wie Schallwellen. Aber wenn Sie wissen, wie Sie sie nutzen können, dann beginnt sie wirklich für Sie zu arbeiten. Die innere Absichtserklärung ist für Ihren feinstofflichen Energiekörper wie eine Steckdose, in die Sie einen Stecker stecken – die Energieströme beginnen aktiv zu werden. Manches können Sie bei den Übungen sogar spüren, manches bleibt anfangs unbemerkt. Dennoch arbeitet diese Energie. Und wenn Sie dann noch mit Ihrem Atem und Ihrer Bewegung „nachhelfen“, dann vergrößern Sie die Kraft, die in Ihnen aktiviert werden kann.

Wie formulieren Sie Ihre Absicht?

Das einzige Geheimnis liegt darin, dass Sie sich wirklich nach innen wenden. Denn mit unserem Alltagsbewusstsein können wir diese Energiewelt nicht erreichen. Schließen Sie also die Augen und vergessen Sie für einen Moment, dass da vielleicht andere Menschen sind oder dass in Ihnen vielleicht Gedanken wie eine Herde Wildpferde ruhelos herumgaloppieren. Spüren Sie sich im Bett, auf dem Hocker oder auf dem Boden, spüren Sie auch Ihren Atem und legen Sie die Handflächen aneinander. Diese uralte Geste des Betens gibt es in allen Kulturen. Im Yoga ist es die Geste, die die rechte und die linke Körperhälfte zusammenbringt und so eine Harmonie auch in Ihren Gehirnhälften herstellt.

Sie können nun einfach einige Male bewusst ein- und ausatmen und dabei innerlich Ihren Wunsch oder Ihre Absicht formulieren. Wenn Sie dies mit den Techniken des Kundalini-Yoga tun wollen, dann sprechen Sie ganz klar Ihre Absicht aus, die beispielsweise lauten kann: „Ich möchte meine neue Hüfte gut in meinem Körper annehmen.“ Bitten Sie Ihr höchstes inneres Bewusstsein um die Erfüllung Ihres Wunsches und singen Sie dann ein Mantra. Mantras sind bestimmte Klänge, die tiefgreifende Wirkungen haben, anders als unsere Alltagssprache. **OM** ist so ein Mantra, das alle Menschen im Zusammenhang mit

Yoga schon einmal gehört haben. Im Kundalini-Yoga singen wir das Mantra:

ONG NA MO, GURU DEV NA MO

Es bedeutet: „Ich begrüße die schöpferische Kraft in mir, ich begrüße das, was mich vom Kranken zum Gesunden führt, vom Dunklen zum Licht."

Wir singen dieses Mantra auf einen Ton, nur die Worte „Guru Dev" singen wir ein paar Töne (eine Terz) höher. Experimentieren Sie damit, wenn Sie mögen.

Wenn Sie dieses Mantra dreimal gesungen haben – eventuell auch nur in Ihrem Inneren, also geistig, wenn beispielsweise andere Menschen im Raum sind, die Sie nicht stören wollen –, dann haben Sie sich damit buchstäblich nach innen gewendet. Diese Hinwendung nach innen, in Ihr überaus reiches Innenleben, ist das, was im achtfachen Pfad des Yoga der Abschnitt des Pratyahara ist. Sie wenden sich einen Moment lang von der Außenwelt ab, die Sie vom Kontakt mit sich selbst ablenkt, und Sie begegnen sich selbst, in Ihrer Innenwelt, in Ihrem Atem. Schon das kann zutiefst verändernd, zutiefst heilend sein.

Wenn Sie Ihr Yoga beenden, sollten Sie sich wieder nach außen wenden – denn Sie wollen ja, dass sich das im Außen erfüllt, was Sie sich gewünscht haben. Dieses Nach-außen-Wenden erfolgt im Kundalini-Yoga erneut mit einem Mantra und mit aneinandergelegten Händen. Sie singen dabei dreimal das Mantra **SAT NAM**. Dieses Mantra bedeutet: „Wahrheit ist mein Wesen." Es sagt Ihnen innerlich: „Das, was ich hier erlebe, das ist die Wahrheit, und nicht das, was ich von mir oder von anderen oder von meinem Schicksal denke. Die Wahrheit ist das, was ich jetzt hier gerade erlebe." Und wenn Sie das wirklich zulassen, werden Sie nach und nach merken, dass diese Wahrheit Sie viel tiefer berührt als das, was Sie im Außen tun oder sind.

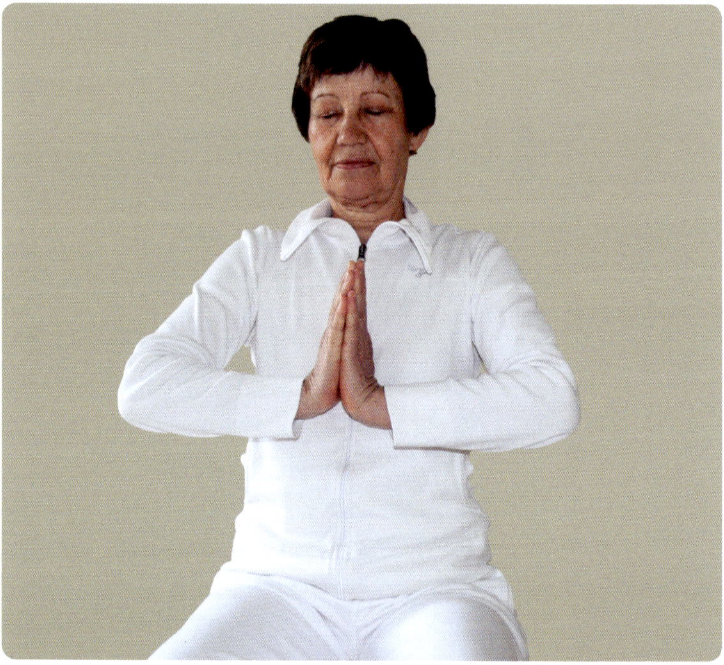

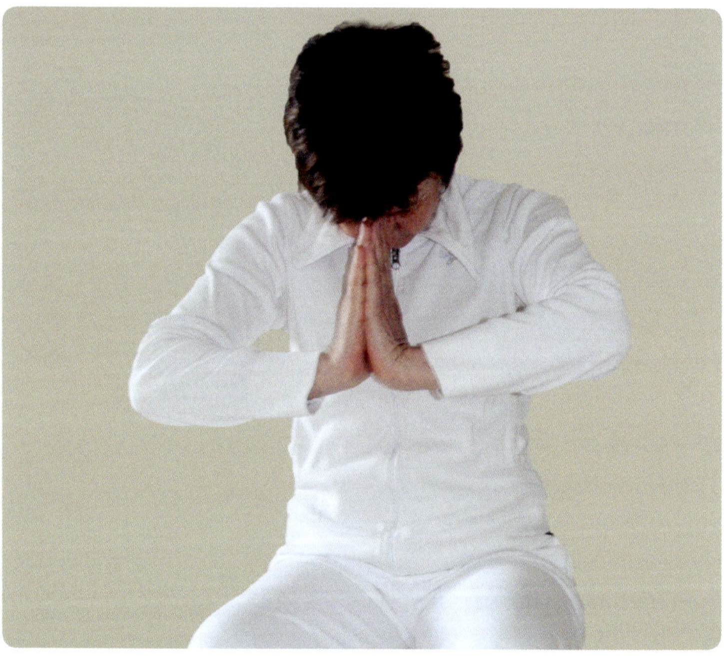

NAM, das Wort, das im Deutschen übrigens der Ursprung des Wortes „Name“ ist und das, meditativ gesungen oder gesprochen, innerlich auf Ihr Wesen hindeutet, sollte kürzer gesungen werden als das lange **SAT**. Es klingt auch eine Terz tiefer als **SAT**. Auch hier können Sie experimentieren.

Danken Sie dann mit einer Verneigung den Energien in Ihrem Inneren für all das, was sie für Sie tun. Richten Sie sich dann wieder auf und lassen Sie die Hände sinken.

Wie Sie mit diesem Buch arbeiten – und was Sie damit erreichen können

Dieses Programm ist in mehrere Phasen aufgeteilt: Es gibt eine erste Phase, in der Sie Ihren Atem und Ihre Hinwendung nach innen kennenlernen können. Mit dieser Phase können Sie schon beginnen, wenn Sie noch im Krankenhaus sind. Aber: Sie können die Übungen dieser Phase natürlich jederzeit auch wiederholen, wenn Sie schon wieder zu Hause sind – oder wann immer Sie Lust dazu haben. Die Entspannungsanleitung und die Meditation sind ebenfalls speziell auf diese Phase zugeschnitten, aber Sie können sie natürlich – einzeln oder in Kombination – zu jeder anderen Zeit in Ihre Yogapraxis einbauen. Dadurch wird dieses Buch sehr vielfältig und kann Sie durch viele Schritte Ihrer Heilung begleiten.

Nach der Begegnung mit dem Atem in der ersten Phase finden Sie nun einige Hinweise darauf, wie Sie bestimmte Hilfsmittel in Ihre Praxis einbauen können. Dies ist Phase 2 Ihrer Yogapraxis mit diesem Programm. Sie können sie in der Zeit Ihrer Reha – aber auch jederzeit danach – üben und vertiefen. Der Übergang in den Alltag erfolgt mit Phase 3, in der Sie die Kraftpunkte in Ihrem Körper – die sogenannten Bandhas – kennenlernen. Mit diesen Bandhas können Sie Ihre Praxis wesentlich kraftvoller werden lassen und lernen, wie Sie sie auch im Alltag anwenden können. Üben Sie die entsprechende Folge und die Entspannung sowie die Meditation bitte erst, wenn Sie wieder zu Hause sind – aber dann gerne, so oft Sie mögen.

In Phase 4 Ihrer Heilung, die dem Übergang Ihres Lebens mit der neuen Hüfte gewidmet ist, lernen Sie Ihre Hüft- und Beckenregion auf eine ganz neue Weise kennen: als Teil Ihrer energetischen Körperanatomie, der Chakras. Sie lernen, wie das zweite Chakra auf Ihre Hüfte und Ihr Becken wirkt und wie Sie es erkunden und heilen können, damit Sie wieder ganz gesund und lebensfroh werden.

Und Ihr geliebter Schneidersitz? Ihm ist Phase 5 dieses Programms gewidmet. Sie lernen hier Übungen kennen, die Ihnen nach und nach ermöglichen, wieder in der sogenannten „Einfachen Haltung" zu sitzen. Bei diesen Übungen sollten Sie sich jedoch viel Zeit lassen – beginnen Sie frühestens sechs Monate nach der Operation damit!

Ebenso ist es mit dem neuen Sonnengruß, der Phase 6 Ihres Yogaprogramms. Er kann Ihre bisherige Praxis des Sonnengrußes wirklich ersetzen – aber auch hier sollten Sie nicht zu früh beginnen. Sechs Monate sollten nach der Operation schon verstrichen sein, ehe Sie sich daran wagen. Aber wenn Sie ihn in Phase 6 des Programms kennenlernen, dann wissen Sie: Nun habe ich es geschafft! Denn dieser Sonnengruß bringt wirklich Lebensfreude – und baut zudem noch Ihren ganzen Körper auf.

Das Bonusmodul schenkt Ihnen eine Gehmeditation, mit der Sie inneres und äußeres Gleichgewicht in Ihr Leben holen können – sie ist ein echtes Geschenk!

Nach den bisherigen Phasen des Programms können Sie wieder in aller Achtsamkeit mit Ihren gewohnten Yogaübungen beginnen oder ein normales Yogastudio aufsuchen. Allerdings sollten Sie dabei die Regeln für Yogapraktizierende beachten, die im Anhang noch einmal aufgelistet sind. Hier stehen auch die wichtigsten Yogahaltungen, die entweder empfohlen werden oder die Sie besser mindestens ein Jahr lang nicht allein praktizieren sollten.

Das vorliegende Programm bietet Ihnen ja auch eine Menge Alternativen! Es ist zudem fachärztlich überprüft und deshalb sicher. Sprechen Sie sich aber in jedem Fall mit Ihren Therapeuten und Yogalehrenden ab, wenn Sie ein Yogastudio aufsuchen. Und nun viel Freude, Entspannung und Heilung mit dem neuen Yogaprogramm!

KAPITEL 2

Ihre Hüft-OP: Wie sie abgelaufen ist und was Sie damit dürfen (und was nicht)

Hüftoperationen gehören zu den häufigsten Operationen, die wir in Deutschland haben. Und wir liegen europaweit an der Spitze der Hüftoperierten. Rund 200.000 Menschen lassen sich im Jahr einer OECD-Studie zufolge die Hüfte operieren, das sind beinahe doppelt so viele wie im Gesamtdurchschnitt der OECD-Studie und doppelt so viele wie beispielsweise in Ungarn, Kanada oder Spanien. Eine Hüftoperation, die 30 bis 60 Minuten dauert, kostet zwischen 8.000 und 15.000 Euro. In den meisten Ländern muss diese Operation privat bezahlt werden. Bei uns wird sie vollständig von den Kassen übernommen.

Warum brauchten Sie die Operation? Ihr Hüftgelenk besteht aus Hüftkopf und Hüftpfanne, dazwischen ist ein Knorpel. Dieser Knorpel nutzt sich im Laufe der Jahre oder durch starke Beanspruchung ab – die Knochen reiben schließlich aneinander. Das tut nicht nur weh, sondern zerstört nach und nach auch die Knochensubstanz (Nekrose). Der Verschleiß der Knorpel und Knochen (Arthrose) ist schließlich so stark, dass nur noch eine Operation helfen kann.

Was geschieht bei Ihrer Operation? Im Prinzip wird das kaputte Gelenk bei der Operation entfernt und es wird ein künstliches Gelenk (meist aus Titan) zusammen mit einem künstlichen Knorpel sowie einem neuen Schaft eingesetzt, der in den Oberschenkelknochen eingebettet wird, sodass Ihr neues Gelenk gut im Bein verankert ist und Sie das Bein wieder schmerzfrei bewegen können. Wie dies geschieht, ist aber sehr unterschiedlich:

- Man kann den Schaft einzementieren, damit ist das neue Hüftgelenk sehr stabil, aber auch unbeweglicher.
- Man kann das Hüftgelenk und den Schaft unzementiert lassen, dadurch bleibt es beweglicher, hat aber auch ein höheres Risiko der Verletzung.
- Man kann von hinten (am Gesäß) zum Hüftgelenk operieren, von der Seite, also vom Oberschenkel aus, oder (inzwischen immer öfter) von der Leiste aus, also von vorn. Diese Operationstechniken werden „posterior" (von hinten kommend) oder „anterior" (von vorn kommend) genannt. Die jeweilige Operationstechnik hat Folgen für die Art der Heilung.
- Meist wird heute „minimalinvasiv" operiert. Das bedeutet, die über dem Hüftgelenk liegenden Muskelgruppen werden nur zur Seite geschoben, nicht mehr – wie früher – durchtrennt. Das verkürzt die Heilung zum Teil erheblich.
- Die Operation erfolgt in Vollnarkose oder mit einer sogenannten Spinalanästhesie (einer Rückenmarksspritze).
- Sie haben etwa eine Woche Krankenhausaufenthalt, danach ca. drei Wochen Reha. Nach sechs Wochen sollten Sie meist wieder arbeitsfähig sein.
- Bei der anterioren Operationsmethode erfolgen die Einheilung und Belastungsfähigkeit des neuen Gelenks meist deutlich schneller. Allerdings gibt es noch nicht so viele Kliniken in Deutschland, die mit dieser Methode arbeiten.

Je nach Schnitt dürfen Sie nun mit Ihrer neuen Hüfte bestimmte Bewegungen machen oder nicht machen.

- Wenn Sie von der Seite oder von hinten operiert worden sind:
  - Sie dürfen etwa ein Jahr lang die Beine nicht übereinanderschlagen, also das operierte Bein nicht weiter über das andere Bein führen als bis zur Mitte Ihres Körpers. Sonst könnte die neue Hüfte aus dem Gelenk springen und muss schlimmstenfalls erneuert werden.
  - Sie dürfen die Beine und die neue Hüfte mindestens sechs Monate lang nicht weit abspreizen, auch das kann die Hüfte zum Herausspringen veranlassen.
  - Sie dürfen zwischen Oberkörper und Unterleib grundsätzlich einen Winkel von 90 Grad nicht überschreiten, sich also nicht mehr als 90 Grad vor- oder seitlich beugen. Das gilt für das ganze erste Jahr nach der Operation.
  - Sie dürfen auch Ihren Oberkörper gegenüber der Hüfte nicht verdrehen.
- Wenn Sie von vorn operiert worden sind:
  - Sie dürfen die Beine schon vorsichtig übereinanderschlagen.
  - Sie dürfen die Beine aber nicht spreizen (besonders gefährlich), denn die Hüfte könnte herausspringen (also nicht reiten, aber auch kein Schneidersitz).
  - Sie dürfen sich auch keinesfalls nach hinten beugen und nur ganz vorsichtig nach vorn.

Was das für dieses Programm bedeutet

Als ich dieses Programm entworfen habe, wusste ich, dass ich streng darauf achten wollte, die medizinischen Grundregeln zu beachten. Gleichzeitig wollte ich zeigen, dass Yoga bei der körperlichen Heilung nach einer Operation wirklich segensreich sein kann, da ich dies selbst so erfahren habe. Ich habe also möglichst viel von dem gelesen, was Sportlehrer, Physiotherapeuten, Yogalehrende und Ärzte über die körperliche Bewegung und das Training nach einer Hüftoperation zu sagen wussten. Das Internet ist dazu eine unschätzbare Quelle. Allerdings gibt es bisher zum Thema Yoga nach Hüftoperationen nur sehr wenige Aufsätze oder Hinweise, die zudem beinahe ausschließlich in Englisch verfasst sind. Spezifische wissenschaftliche Studien fehlen dagegen. Lediglich eine Studie, die ich finden konnte, zeigte die Vorteile eines Reha-Programms bei Gelenkoperationen auf, wenn dort auch Yoga geübt wurde, im Vergleich zu anderen Reha-Programmen, die zusätzlich Entspannungstraining oder nur Sport anboten.

Ich war also weitgehend auf mich selbst angewiesen, auf meine eigene Praxis, auf meine eigene Erfahrung. Ich begann damit, die Aspekte des achtfachen Pfades erneut ganz bewusst auf meine Yogapraxis anzuwenden: den Atem, die Hinwendung nach innen, die Achtsamkeit im Alltag, auch was Ernährung und den Umgang mit dem betraf, womit ich mich umgab, was ich las, was ich hörte, mit wem ich mich traf. Die Konzentration und die Meditation spielten eine große Rolle bei meinem Heilungsprozess. Es war deutlich spürbar und sichtbar, dass alle diese Aspekte einen Einfluss auf mein Bewusstsein und auch auf meinen Körper hatten.

Die Übungen und Meditationen, die ich Ihnen im Folgenden vorstelle, sind Yogahaltungen und Yogasequenzen aus den verschiedenen Yogarichtungen, mit denen ich mich beschäftigt habe – vor allem aus dem Kundalini-Yoga, das meine spirituelle „Heimat“ ist. Aber ich habe mich auch bei mehreren Fortbildungen in anderen Richtungen umgeschaut und diese Erfahrung fließt in die Übungen, Fantasiereisen und Meditationen ein. Da ich auch Yogatherapeutin bin, habe ich die Haltungen so abgewandelt, wie sie den Vorgaben für die Zeit nach einer Hüftoperation entsprechen. Allerdings ist Yoga durch seine Synergie der Elemente – Körperhaltungen, Atem, Konzentrationspunkte, Bandhas (Kraftpunkte), Mantras (heilige Worte), Handhaltungen (Mudras) und Meditationen sowie die Lenkung der Energie und die Einbeziehung des Geistigen – besonders gut geeignet, eine ganzheitliche Heilung zu erzielen.

KAPITEL 3

Phase 1: In der Klinik

Ihr Atem als Mittel der Heilung

Nun haben Sie also eine neue Hüfte in Ihrem Körper – und wahrscheinlich sind Sie erst einmal damit beschäftigt, die Folgen der Narkose zu überwinden und mögliche Schmerzen zu bekämpfen. Sie werden damit zu tun haben, dass Sie nur auf dem Rücken liegen und mit den Krankengymnasten des Krankenhauses üben dürfen, wie Sie sich aufsetzen und mit Ihren Stützen aufstehen und die ersten Bewegungen machen können. Auch die ersten gymnastischen Übungen werden einsetzen und Sie werden mit einer speziellen Massage – der Lymphdrainage – mögliche Stauungen in Ihrem Körper auflösen können.

Gleichzeitig ist dies die Phase, in der Sie sich mit einem Aspekt des Yoga bekannt machen können, der sich auch schon im Krankenhaus praktizieren lässt: mit Ihrem Atem.

Der Atem wird im Yoga nicht umsonst „Prana" genannt, was Lebenskraft bedeutet. Denn wir treten mit unserem ersten Atemzug in dieses Leben ein und verlassen es wieder mit unserem letzten Atemzug. Der Atem ist also mit unserem Leben verbunden und wenn wir flach atmen, bekommen wir nicht so viel Lebensenergie, nicht so viel Vitalität in unseren Körper. Wenn wir andersherum tief atmen können, dann holen wir mehr Energie in unseren Körper hinein – und fühlen uns buchstäblich frischer.

Im Yoga übt man dies, indem man viele verschiedene Atemformen kennenlernt – man lernt den Atem nach und nach bewusst einzusetzen, um verschiedene Zustände in sich zu erzeugen. Das ist Pranayama, die „Kontrolle“ des Atems, eine Stufe des achtfachen Pfades.

Die Möglichkeiten, den Atem so zu nutzen, sind im Yoga äußerst vielfältig. So gibt es den langen, tiefen Atem oder den unterbrochenen Atem beim Einatmen oder beim Ausatmen, eine Atemtechnik, die man hierzulande noch kaum kennt und die weitreichende Folgen im Körper hat. So sind beispielsweise der viermal unterbrochene Atem beim Einatmen und das lange Atmen beim Ausatmen gut gegen Schmerzen. Es gibt den schnellen und kraftvollen Atem, den man „Feueratem“ nennt und bei dem man den Nabelpunkt beim Ein- und Ausatmen pulsieren lässt. Es gibt den Atem nur durch eine Nasenseite und den wechselseitigen Nasenlochatem, der Ihren ganzen Körper harmonisiert. Es gibt den „Reibeatem“ in Ihrer Kehle, den zischenden Atem durch Ihre Zähne und den summenden Atem, der wie eine Biene klingt. Und es gibt natürlich den Atem nur durch Ihre Nase oder nur durch Ihren Mund.

Alle diese Atemformen haben unterschiedliche Wirkungen auf Ihren Körper und man kann allein mit yogischen Atemtechniken schon therapeutisch an sich arbeiten. So können Sie mit dem Atem nur durch Ihr linkes Nasenloch die rechte Gehirnhälfte beleben und Ihre Stresstoleranz erhöhen sowie den Blutdruck senken. Mit dem Atem nur durch das rechte Nasenloch beleben Sie die linke Gehirnhälfte, werden wach und klar und Ihr Blutdruck steigt etwas. Mit dem Feueratem können Sie Kraftressourcen in Ihrem Körper aktivieren. Mit dem Reibeatem und mit einer nach hinten gerollten Zunge öffnen Sie in der Kehle eine Höhlung, die den Atem direkt in Ihr Gehirn fließen lässt, um es zu aktivieren, wenn Sie etwa lernen müssen. Mit dem Einatmen durch die zum „U“ gerollte Zunge, gefolgt vom

Ausatmen durch die Nase, senken Sie Ihre Körpertemperatur und reinigen Ihren ganzen Körper. Wenn Sie Ihren Atem achtmal unterbrechen, holen Sie neue Kraft in Ihren Körper. Und so weiter und so weiter.

Atemtherapie ist im Yoga eine echte Wissenschaft. Und wenn wir lernen, den Atem zusammen mit unseren Körperbewegungen einzusetzen, dann haben wir eine Kraftquelle erschlossen, die uns bisher noch niemand beigebracht hat.

Dies können Sie nun in Ihrem Krankenhausbett üben.

Übung: Beleben Sie mit dem Atem Ihren Körper

Legen Sie sich in Ihrem Krankenhausbett möglichst mit geradem Rücken hin. Stellen Sie das Kopfteil so weit herunter, wie es für Sie noch angenehm ist. Stellen Sie die Füße auf oder strecken Sie die Beine aus. Legen Sie die Hände und Arme neben den Körper. Schließen Sie die Augen. Wenn Sie möchten, können Sie innerlich Ihre Absicht aussprechen, dass Sie nun Ihren Körper mit dem Atem beleben wollen.

Nehmen Sie dann Ihren Atem wahr. Einatmend kommt Ihr Bauch ein wenig nach vorn, ausatmend wird er wieder ganz flach. Spüren Sie dies einige Atemzüge lang.

Spüren Sie dann Ihre Füße. Vielleicht können Sie einige Male die Zehen bewegen. Stellen Sie sich nun vor, dass Sie mit dem Atem Ihre Füße begrüßen. Sagen Sie richtig: „Hallo, hier bin ich, der Atem, ich begrüße euch, meine Füße!" Es ist nicht wichtig, ob Sie wirklich spüren, wie der Atem in den Füßen ankommt. Aber es kann sein. Versuchen Sie, während Sie, die Füße begrüßend, weiteratmen, sich vorzustellen, dass in Ihren Füßen kleine Fenster aufgehen, um den Atem zu empfangen.

Begrüßen Sie auf dieselbe Weise Ihre Unterschenkel.

Dann Ihre Knie.

Dann Ihre Oberschenkel.

Dann Ihren Po und Ihr Becken.

Begrüßen Sie mit Ihrem Atem vor allem Ihre neue Hüfte.

Dann begrüßen Sie, ein- und ausatmend, Ihren unteren Rücken und Ihren Unterbauch.

Dann Ihre Körpermitte, vorn und hinten.

Dann die Brust und die Brustwirbelsäule.

Nun Ihre Schultern, Ihre Arme und Hände.

Dann den Nacken und Ihre Kehle.

Vor allem dann im Nacken den Ansatz des Schädels.

Begrüßen Sie mit dem Atem Ihre Augen, die Nase, den Mund und Ihre Ohren.

Begrüßen Sie die Kopfhaut und Ihr Gehirn.

Und begrüßen Sie dann noch einmal mit Ihrem Atem Ihren ganzen Körper als eine Einheit. Stellen Sie sich vor, wie Ihr Atem überall empfangen wird wie ein lange vermisster Freund. Und atmen Sie dann ein und aus und spüren Sie einfach nur nach.

Viele Menschen fühlen sich nach dieser Übung in ihrem Körper sehr belebt. Sie spüren Körperbereiche, die sie vorher nie wahrgenommen haben. Sie spüren auch Verspannungen und Schmerzen, die sie vorher nicht so wahrgenommen haben. Was Sie wissen sollten: Wenn Sie mit Ihrem Atem die Schmerzpunkte begrüßen, dann wird der Schmerz meist weniger. Das ist auch eine der wunderbaren Folgen dieser Einheit von Atem und Körper.

Nun haben Sie also gemerkt, was ein bewusster Atem in Ihrem Körper bewirken kann. Nutzen Sie diese Übung, wenn möglich, einmal pro Tag. Sie werden sich viel frischer fühlen und die Folgen der Narkose schneller überwinden können.

Wir kommen nun dazu, dass Sie Atem und Bewegung miteinander verbinden können. Auf diese Weise werden Körperübungen sehr viel intensiver wirken. Und Sie werden einen besseren Kontakt zu Ihrem Körper bekommen, sodass Sie besser spüren können, was Ihnen guttut und was nicht.

Yoga-Übungsfolge: Atem und Bewegung

1

Liegen Sie mit möglichst geradem Rücken im Bett oder auf dem Boden (im Krankenhaus das Kopfteil so weit absenken, wie es Ihnen möglich ist und sich gut anfühlt). Legen Sie die Arme neben den Körper. Schließen Sie die Augen. Atmen Sie ein und spüren Sie, wie Ihr Bauch sich weitet. Atmen Sie aus und spüren Sie, wie Ihr Bauch sich senkt.

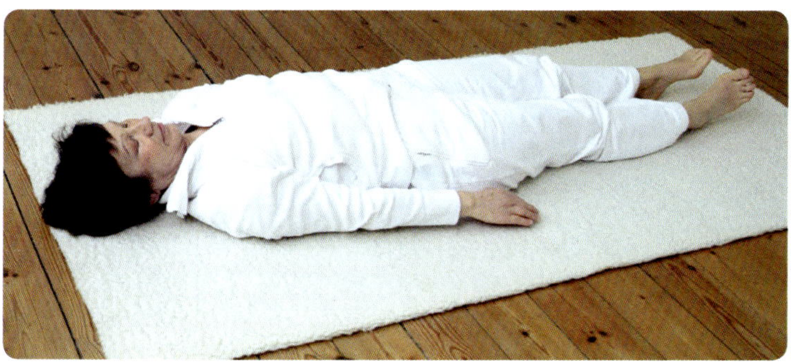

Dauer:

Nehmen Sie so 6 bis 8 Atemzüge.

Wirkung:

Sie kommen in Kontakt mit Ihrer Atmung.

2

Bleiben Sie liegen, winkeln Sie ein Bein an und schieben Sie ausatmend einen Fuß nach vorn (im Krankenhaus in Richtung Fußteil des Bettes). Einatmend ziehen Sie den Fuß wieder heran, sodass das Knie sich aufstellt. Dann beim Ausatmen den anderen Fuß wegschieben, einatmend heranziehen. Das ist eine Runde.

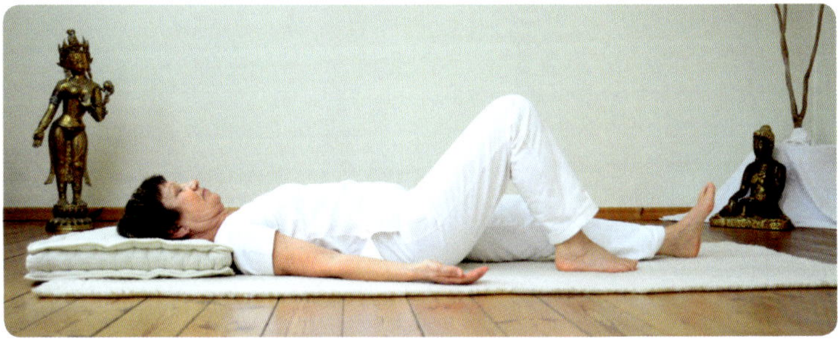

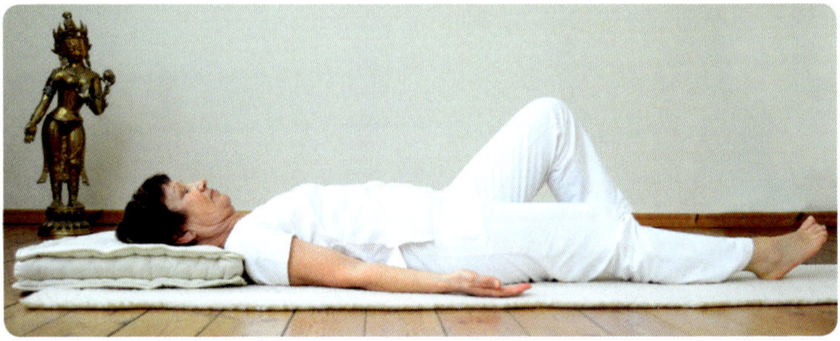

Dauer:

Üben Sie so 6 Runden, immer verbunden mit dem Atem.

Wirkung:

Sie werden wieder beweglicher und lernen, den Atem mit Ihrer Bewegung zu koordinieren.

3

Schieben Sie in der Rückenlage, aber mit ausgestreckten Beinen, die Zehen des linken Fußes nun ausatmend von sich weg. Gleichzeitig ziehen Sie die Zehen des rechten Fußes zu sich heran. Die Hände ballen Sie dazu zu Fäusten (anziehen) und lösen dann die Hände wieder. Dann wechseln Sie einatmend die Richtung: die Zehen des linken Fußes beim Einatmen in Richtung Kopf ziehen, die Zehen des rechten Fußes in Richtung Fußende strecken. Das ist eine Runde.

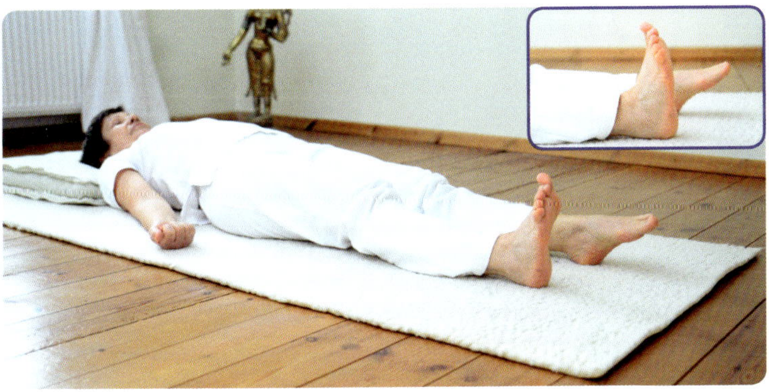

Dauer:

Üben Sie so 6 Runden, immer verbunden mit dem Atem.

Wirkung:

Sie bauen Muskelkraft in den Beinen auf und koordinieren dies mit Ihrem Atem. Die Hände helfen Ihnen, Kraft zu spüren.

4

Setzen Sie sich nun auf die Bettkante oder auf einen Hocker oder Stuhl – vorsichtig. Wenn möglich, stellen Sie das Bett oder den Hocker so tief, dass Ihre Füße flach auf dem Boden stehen können. Legen Sie die Hände verschränkt in den Nacken, richten Sie die Wirbelsäule auf. Schieben Sie die Ellenbogen weit nach hinten. Atem Sie dabei tief ein. Spüren Sie, wie Ihr Brustkorb sich öffnet.

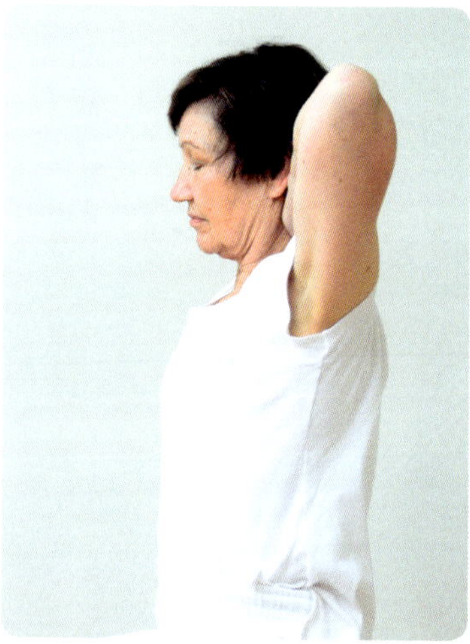

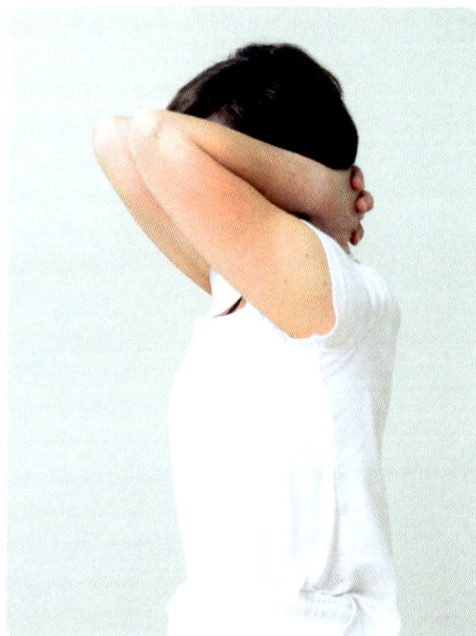

Dann atmen Sie aus und versuchen, die Ellenbogen vor Ihrer Nasenspitze zu schließen. Machen Sie einen runden Rücken dabei, das Kinn nähert sich der Brust. Das ist eine Runde.

Dauer:

Üben Sie 6 Runden, immer verbunden mit dem Atem.

Wirkung:

Sie lockern Ihre Wirbelsäule, die im Bett oder im Alltag oft steif und verspannt wird.

5

Bleiben Sie auf der Bettkante oder auf Ihrem Hocker sitzen, drücken Sie die Füße fest in den Boden. Die Wirbelsäule richtet sich dabei auf. Legen Sie die Hände vor der Brust übereinander, die Handinnenflächen zeigen nach unten.

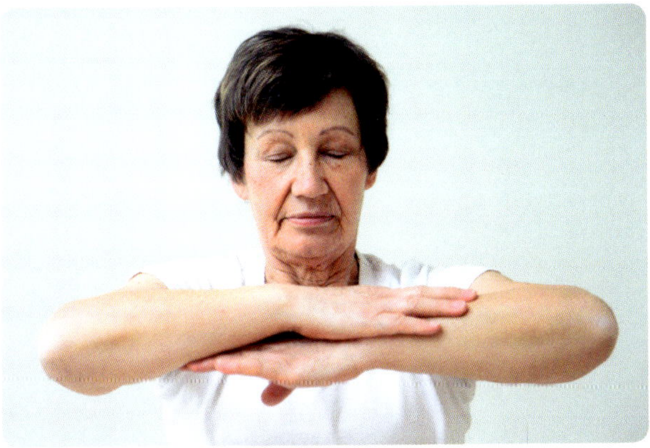

Atmen Sie ein und heben Sie mit weit ausgestellten Ellenbogen die Hände nach oben, bis sie vor Ihren Augenbrauen liegen.

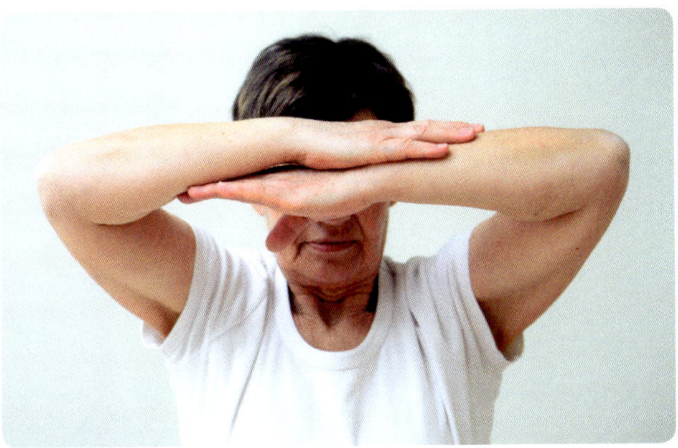

Ausatmend senken Sie die Hände wieder ab, bis sie vor der Brust sind. Lassen Sie auch hier die Ellenbogen weit nach außen stehen. Das ist eine Runde.

Dauer:

Üben Sie 6 Runden lang, immer verbunden mit dem Atem.

Wirkung:

Sie öffnen den oberen Rücken und das Herzzentrum. Gleichzeitig üben Sie Druck auf die Füße aus. Dies baut Kraft in den Beinen und Füßen auf.

6

Bleiben Sie auf der Bettkante oder auf dem Hocker sitzen. Verschließen Sie mit dem Daumen der rechten Hand das rechte Nasenloch. Die übrigen Finger zeigen nach oben. Die andere Hand liegt entspannt auf dem linken Bein. Atmen Sie durch das linke Nasenloch tief ein und aus.

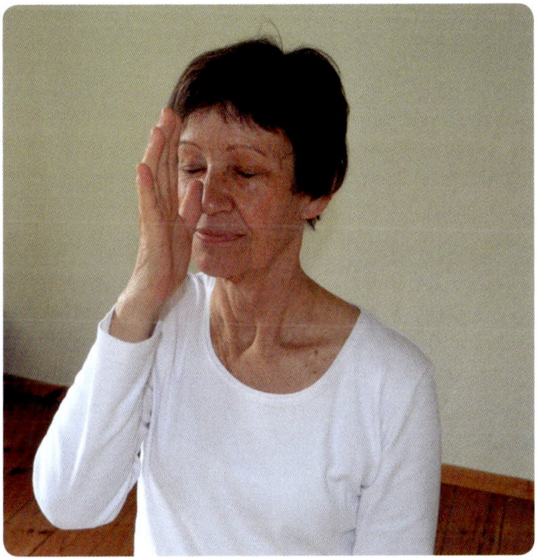

Dauer:

Üben Sie so 6 bis 10 Atemzüge lang. Zum Schluss noch einmal tief einatmen und mit dem Ausatmen die Hand sinken lassen. Lassen Sie den Atem nun ganz einfach fließen, spüren Sie, wie er durch Ihre Nase strömt.

Wirkung:

Der Atem durch das linke Nasenloch beruhigt und entspannt. Er baut Stress ab und bringt Sie mit Ihrer ganzheitlichen Wahrnehmung in Berührung. Zudem senkt er tendenziell den Blutdruck.

7

Nun wechseln Sie die Seite: Verschließen Sie mit dem linken Daumen das linke Nasenloch, lassen Sie die übrigen Finger nach oben zeigen. Atmen Sie durch die rechte Nasenlochseite tief ein und aus. Die rechte Hand ruht auf dem rechten Oberschenkel.

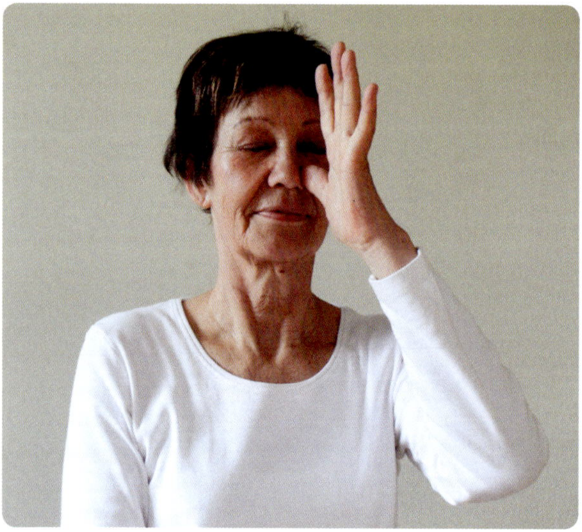

Dauer:

Üben Sie so 6 bis 10 Atemzüge lang. Dann zum Schluss noch einmal tief einatmen und mit dem Ausatmen die Hand sinken lassen. Lassen Sie nun den Atem einfach fließen und spüren Sie, wie er durch Ihre Nase strömt.

Wirkung:

Der Atem durch das rechte Nasenloch regt die Vitalität an und macht wach und klar. Sie können sich dem Alltag mit Frische zuwenden – auch gut nach einem langen Arbeitstag oder nach einer Autofahrt. Ihr Blutdruck wird tendenziell angehoben.

8

Bleiben Sie sitzen. Lassen Sie die Augen geschlossen. Halten Sie die Hände locker auf den Oberschenkeln. Richten Sie die Wirbelsäule auf.

- Atmen Sie nun durch die Nase ein und durch den gespitzten runden Mund aus.
- Atmen Sie dann durch den gespitzten Mund ein und durch die Nase aus.
- Nun durch die Nase einatmen und durch die Nase ausatmen.
- Zum Schluss durch den Mund einatmen und durch den Mund ausatmen.

Das ist eine Runde.

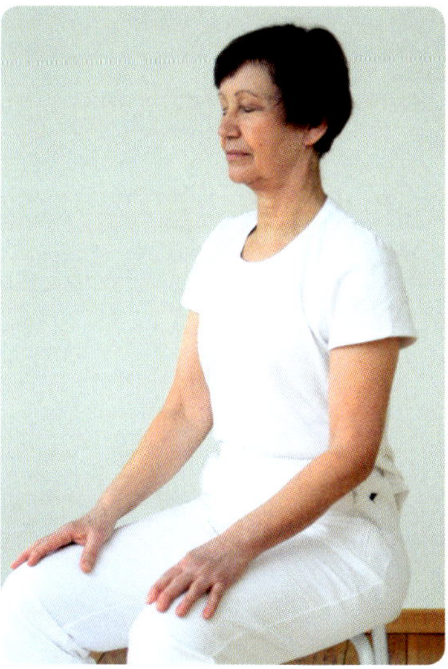

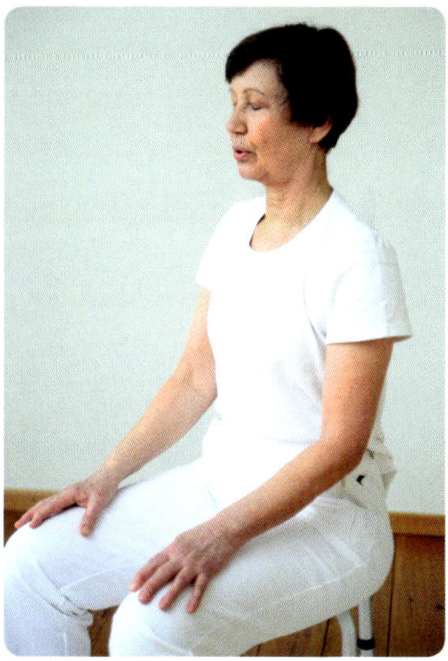

Dauer:

Üben Sie 4 Runden lang. Danach tief durch die Nase ein- und ausatmen und nachspüren.

Wirkung:

Durch diese Atemmeditation entgiften Sie Ihren Körper. Die Folgen der Narkose werden so vermindert, Sie fühlen sich frisch und klar.

Tiefenentspannung in Savasana

Nun folgt eine lange, tiefe Entspannung in der Rückenlage. Im Yoga nennt man diese Haltung **Savasana**. Sie sollten sich im Bett oder auf einer Unterlage so auf den Rücken legen, dass der gesamte Rücken auf der Unterlage aufliegt. Die Füße können Sie entweder mit den Beinen zusammen ausstrecken und eine Rolle oder ein Kissen unter die Knie legen – Sie können sie aber auch aufsetzen, etwa hüftbreit. Legen Sie die Hände neben den Körper, die Handflächen zeigen möglichst nach oben. Wenn Sie mögen, können Sie Daumen und Zeigefinger in der Meditationshaltung **Gyan Mudra** aneinanderlegen. Schließen Sie die Augen, lassen Sie den Atem strömen. Stellen Sie sich vor, dass der Atem mit jedem Atemzug die Wirkung der Übungen in Ihnen verteilt. Bleiben Sie so 5 bis 8 Minuten liegen. Dann beginnen Sie sich so weit zu dehnen und zu recken, wie es geht, und öffnen mit einem tiefen Atemzug die Augen.

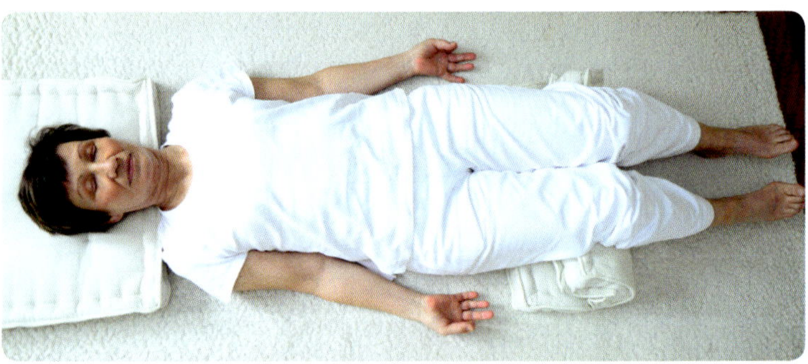

Meditation: Begrüßen Sie Ihre neue Hüfte

Richten Sie sich dann auf, fahren Sie das Kopfteil und das Teil des Bettes unter Ihren Knien hoch. Sie liegen nun wie in einer Entspannungsliege. Schließen Sie die Augen. Legen Sie eine Hand auf die operierte Seite. Stellen Sie sich vor, dass Ihr Atem nun in die operierte Hüfte fließt, genau unter Ihre Hand und von dort aus in die operierte Stelle. Heben Sie dann die Hand und geben Sie einen leichten Kuss in die Handfläche.

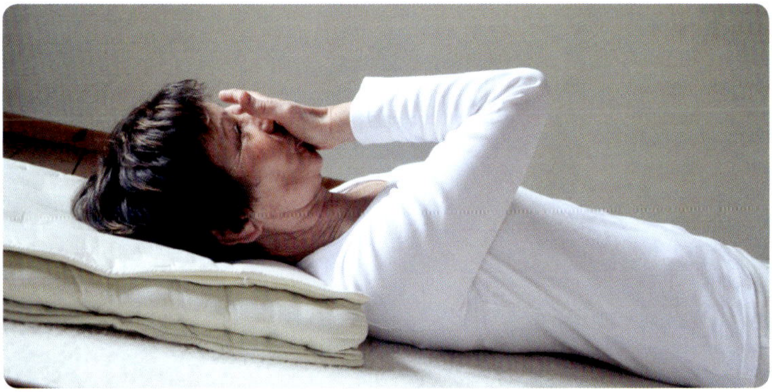

Legen Sie dann die Hand wieder auf die operierte Stelle.

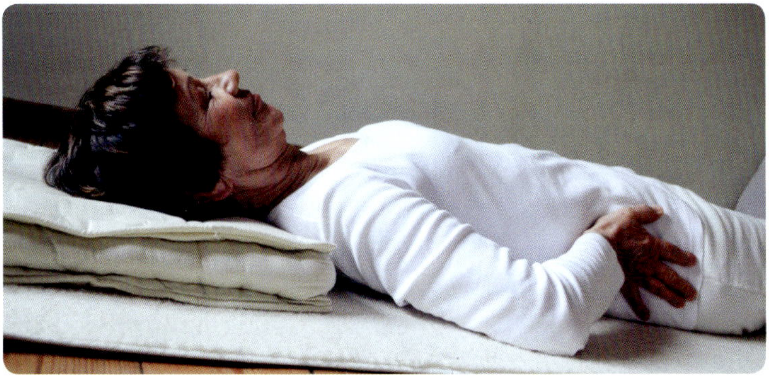

Begrüßen Sie mit Ihrer Hand die neue Hüfte. Stellen Sie sich vor, wie Sie mit Ihrer neuen Hüfte tanzen, Sport treiben, schwimmen. Nehmen Sie so zwei bis drei Atemzüge. Dann heben Sie Ihre Hand wieder an und geben erneut einen Kuss auf die Handfläche. Legen Sie die Hand wieder auf die neue Hüfte. Erzeugen Sie in sich ein inneres Bild von sich selbst mit der neuen Hüfte, gesund und stark. Wiederholen Sie diese Abfolge so oft, wie Sie mögen, wenigstens aber drei- bis fünfmal. Danken Sie dabei in Ihrer Vorstellung auch dem Operateur, den Pflegerinnen und Pflegern, Ihrem ganzen Körper. Zum Schluss atmen Sie ein und aus und spüren nach.

KAPITEL 4

Phase 2: In der Reha

Machen Sie (es) sich leicht – mit Hilfsmitteln

Wenn Sie in der Reha angekommen sind, dann beginnt ein neuer Heilungsabschnitt für Sie. Nun geht es darum, Sie aufzubauen, das neue Leben mit der neuen Hüfte selbstverständlich werden zu lassen. Auch hierbei können Sie sich unterstützen, mit Yoga und mit vielen Hilfsmitteln.

Im Yoga Hilfsmittel einzusetzen hat eine lange Tradition. In der indischen Stadt Pune beispielsweise entwickelte der Yogameister B.K.S. Iyengar Hilfsmittel, sogenannte Props, mit denen er kranken Menschen ermöglichte, eine echte Yogaerfahrung zu machen und gleichzeitig ihre Beschwerden zu bessern oder gar zu heilen. Er hängte Ringe an die Decke oder ans Fensterkreuz, in die man sich hineinsinken lassen konnte, ohne umzufallen. Er setzte Blöcke und Rollen ein, die an den richtigen Stellen unter den Körper geschoben wurden. Er arbeitete mit Stühlen als Hilfsmittel, um sich leichter beugen und dehnen zu können.

Nun braucht man für den heilenden Einsatz solcher Hilfsmittel sicher ein profundes Wissen. Aber es gibt auch ganz einfache Hilfsmittel, mit denen Sie sich bei aller körperlichen Eingeschränktheit unterstützen können, um sich leichter zu dehnen, Muskulatur aufzubauen und sich entspannt bewegen zu können. Bitte glauben Sie nicht, Sie müssten ganz ohne sie auskommen, wenn Sie „echtes" Yoga üben wollen! Im Gegenteil – mit einigen wenigen Hilfsmitteln können Sie wesentlich schneller und gesünder eine echte Yogaerfahrung machen.

Was also sind die Hilfsmittel, die Sie jetzt für Ihr Yoga einsetzen können?

Stützen

Zunächst einmal gibt es die Stützen, die Sie ja schon mit ins Krankenhaus genommen haben. Sie sind gleichermaßen geliebt wie gehasst – und können uns doch helfen, die richtige Körperhaltung zu finden. Sie können Sie buchstäblich „ab-stützen", wenn Sie mehr Gleichgewicht oder die richtige Haltung brauchen. Scheuen Sie sich also nicht, die Stützen auch beim Yoga einzusetzen! Sie werden im Folgenden einige Übungen damit kennenlernen.

Hocker

Besorgen Sie sich in einem Sanitätshaus einen Hocker mit verstellbaren Beinen. Diese Hocker sind sehr stabil und können Sie halten, wenn Sie sich auf dem Fußboden bewegen oder wenn Sie sich beugen wollen. Sie sollten den Hocker so hoch (oder tief) einstellen, dass Sie mit den Füßen gut auf dem Boden stehen und dass Ihre Oberschenkel ganz leicht abwärts zeigen. Auf diese Weise können Sie ihn bei vielen Übungen einsetzen – im Liegen, im Sitzen, im Stehen.

Blöcke

Auch für nicht erkrankte Yogis und Yoginis sind Blöcke eine echte Wohltat – sie helfen, wenn die Arme scheinbar einmal nicht lang genug sind. Sie können sich mit ihnen weiter nach vorn beugen, ohne dass die 90-Grad-Regel verletzt wird. Sie können sie gegen eine Wand schieben und Ihren Fuß damit abstützen. Sie können sie unter die Knie oder unter den Po schieben, wenn Sie auf dem Boden sitzen wollen. Sie können sie auch zwischen die Beine klemmen, um die Oberschenkelmuskulatur zu stärken. Die Möglichkeiten der Blöcke sind schier unbegrenzt. Es gibt sie in verschiedenen Größen, Stärken und Materialien – Blöcke aus Kork sind sehr fest, Blöcke aus Schaumstoff manchmal sehr weich. Probieren Sie aus, was Ihnen guttut!

Meditationskissen

Auch ein dickes Meditationskissen ist ein „Hilfsmittel", das Ihnen hilft, den Körper zu biegen oder gerade zu halten. Sie können es unter den Körper schieben, wenn dieser sich nicht so beugen kann. Sie können leichter eine Stufe erzeugen, um sich auf den Boden zu setzen und trotzdem die Knie tiefer zu spüren als das Becken. Sie können damit länger sitzen, wenn Sie die Beine ausstrecken wollen. Und Sie können nach sechs Monaten langsam mit einem Meditationskissen üben, wieder im Schneidersitz zu sitzen. Es geht einfach leichter mit diesen Kissen, die es als Halbrundkissen, als Rundkissen oder als eckiges Kissen gibt.

Rollen

Rollen und eckige feste Kissen helfen Ihnen, Höhenunterschiede im Körper auszugleichen, ohne dass Sie sich anstrengen müssen. Sie können zwischen die Beine geschoben werden, wenn Sie auf der Seite liegen wollen. Oder unter Kopf und Hals, wenn Sie in der Rückenlage mit den Schultern leichter auf dem Boden liegen wollen. Feste Rollen können unter die Oberschenkel geschoben werden, um darauf vor- und zurückzurollen und die Faszien, die feinen Gewebeverbindungen, zu aktivieren. Weiche Rollen helfen Ihnen, wenn Sie mehr Platz unter einem Körperteil brauchen – etwa unter dem Kinn in der Bauchlage. Rollen sind wundervoll – deshalb gönnen Sie sich eine!

Therabänder oder Yogabänder

Sie werden in der Reha zum Muskelaufbau schon die Arbeit mit Therabändern kennengelernt haben. Im Yoga können Ihnen diese elastischen Bänder, die es je nach vorhandener Muskelkraft in verschiedenen Stärken und Farben gibt, helfen, wenn es darum geht, die Beine zu öffnen, den Rücken zu stärken oder die Arme zu strecken. Sie sind zudem nicht teuer – und ermöglichen es Ihrem Körper, einen leichten Widerstand zu spüren, gegen den er sich strecken kann, und gleichzeitig gehalten zu werden. Viele Yogaübungen werden mit diesen Bändern leichter. Die echten Yogabänder bestehen aus festem Stoff und einer Schlinge aus Metall. Man kann sie so in verschiedenen Abständen einstellen und am langen Ende Körperteile halten oder ziehen. Auch hiermit lassen sich also Körperbereiche leichter in Yogapositionen halten und „einstellen", die sonst zu schwach dazu wären. Man braucht allerdings ein wenig Wissen im Umgang mit dem eigenen Körper. Deshalb sind für Anfänger die Therabänder besser geeignet.

Wenn Sie diese Vielzahl an Hilfsmitteln entmutigt, denken Sie daran, dass es nicht darum geht, sich „behindert" zu fühlen oder sich ein privates Yogastudio aufzubauen – ganz im Gegenteil. Auch in anderen „Sportarten" braucht man Hilfsmittel: Tanz- oder Joggingschuhe, Walkingstöcke oder Kletterhilfen, Handschuhe, Indoor-Fahrräder oder einen Stepper. Hilfsmittel sind also nichts, wofür Sie sich schämen müssen, sondern „Geräte", mit denen Sie Ihre Heilung begünstigen können.

Sie müssen auch nicht alle Hilfsmittel auf einmal einsetzen – schon einige wenige werden Ihre Yogapraxis erleichtern und verbessern.

Beispielsweise können Sie mit einem Hocker sehr gut auf den Boden kommen und neue Sitzweisen für Ihr Yoga ausprobieren. Auf den Boden zu gelangen war für mich eine echte Erfahrung: Vor der Operation war es so selbstverständlich und plötzlich schien der Boden unendlich weit weg. Bis ich mit dem Hocker übte.

Wie Sie vom Hocker auf den Boden gelangen

Stellen Sie sich vor Ihren Hocker. Halten Sie sich mit beiden Händen am Hocker fest, senken Sie den Oberkörper. Schieben Sie das operierte Bein nach hinten weg.

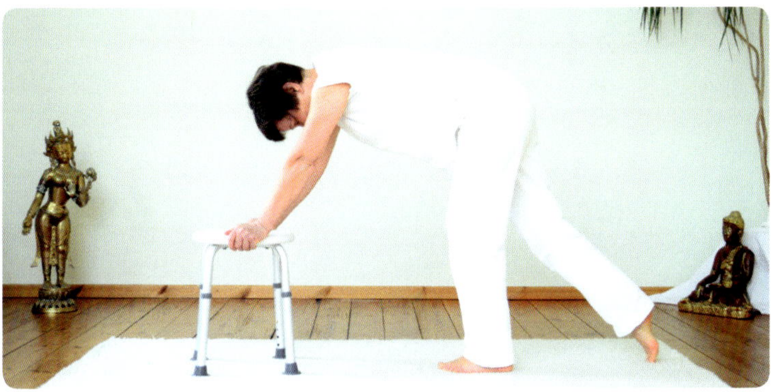

Beugen Sie nun das nicht operierte Bein und setzen Sie das Knie des operierten Beins auf.

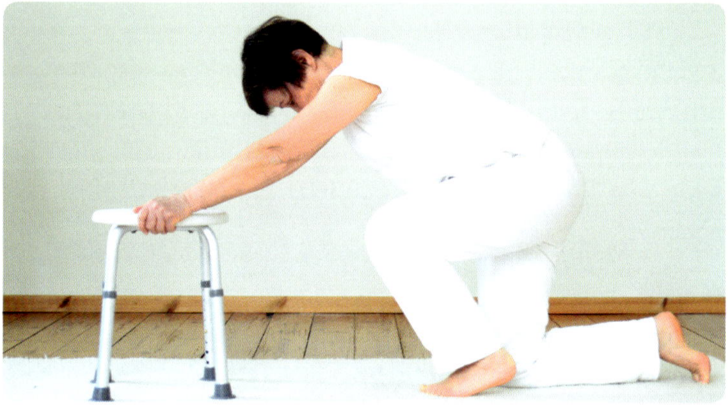

Kommen Sie mit beiden Knien auf den Boden und lösen Sie dann die Hände vom Hocker.

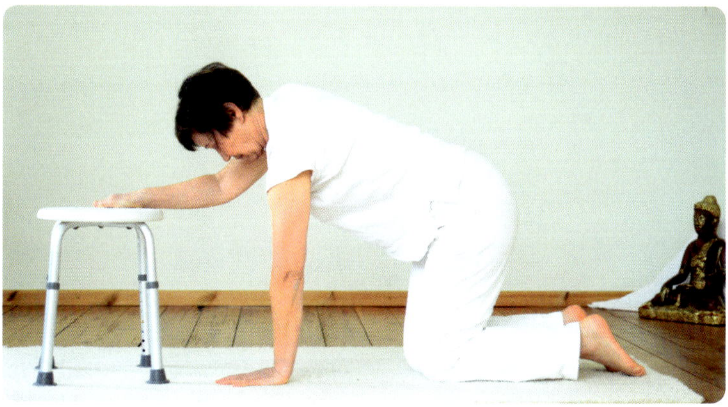

Setzen Sie sich nun mit einer leichten Drehung der nicht operierten Seite auf ein Kissen oder auf ein Meditationskissen. Strecken Sie die Beine gerade vor sich aus. Nehmen Sie die Hände in die Meditationshaltung **Gyan Mudra** (Daumen und Zeigefinger aneinander).

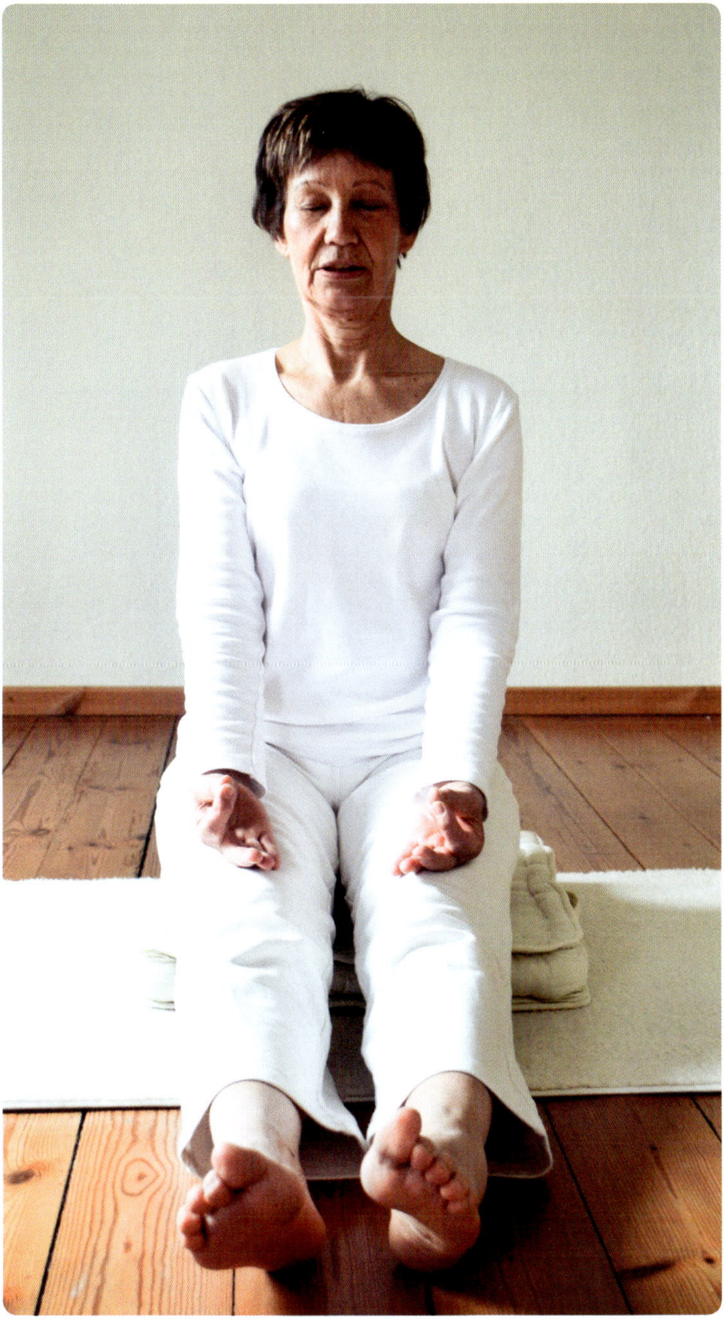

Sie können alternativ auch das nicht operierte Bein einziehen und gegen das Innenknie des operierten Beins drücken. Auf diese Weise entsteht eine Stabilität in Ihrer Haltung und Sie können die Wirbelsäule gut aufrichten.

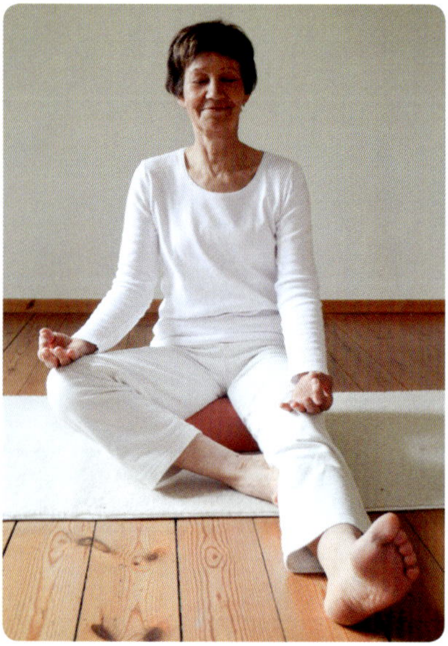

In dieser Haltung können Sie nun alle Übungen dieses Buches üben, die im Sitzen ausgeführt werden sollen – es sei denn, etwas anderes ist angegeben.

Wenn Sie wieder in den Stand kommen wollen, ziehen Sie Ihren Hocker wieder zu sich heran, drehen sich über die nicht operierte Seite auf alle Viere und kommen in den oben genannten Schritten, nur umgekehrt, wieder nach oben in den Stand oder auf den Hocker.

Bei der nun folgenden Yoga-Übungsfolge können Sie einige der Hilfsmittel einsetzen. Dabei wird ebenfalls der Atem eingesetzt – nutzen Sie ihn, damit die Übungen leichter werden!

Yoga-Übungsfolge mit Hilfsmitteln (Props)

Machen Sie nach jeder Übung 1 bis 2 Minuten Pause, spüren Sie die Energie, atmen Sie lang und tief. Halten Sie während der Übungen, wenn nicht anders angegeben, die Augen geschlossen.

1

Setzen Sie sich auf Ihren Hocker oder kommen Sie mithilfe des Hockers auf den Boden. Sitzen Sie möglichst aufrecht. Richten Sie Ihre Wirbelsäule auf, spüren Sie Ihren Körper und Ihren Atem. Schließen Sie die Augen, wenden Sie sich nach innen. Schauen Sie mit geschlossenen Augen in die Ferne. Formulieren Sie Ihre Absicht, nehmen Sie dazu die Hände in die Gebetsposition vor Ihre Brust. Atmen Sie lang und tief, drücken Sie die Hände ein wenig zusammen.

Dauer:
2 Minuten

Wirkung:
Sie aktivieren das Strömen der Energie in Ihrem Körper, lenken Ihre Konzentration auf den Punkt zwischen den Augenbrauen.

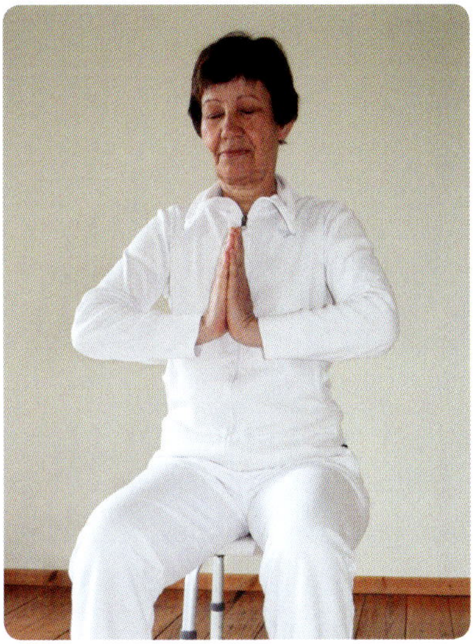

2

Sitzen Sie auf dem Hocker, stützen Sie die Füße fest auf den Boden. Legen Sie einen Block zwischen Ihre Oberschenkel, halten Sie den Block mit Ihren Oberschenkeln fest. Halten Sie sich hinter Ihrem Körper am Hocker fest. Atmen Sie ein, biegen Sie Ihre Wirbelsäule durch und schieben Sie das Brustbein vor. Pressen Sie den Block mit den Oberschenkeln zusammen. Der Kopf kommt ein wenig in den Nacken.

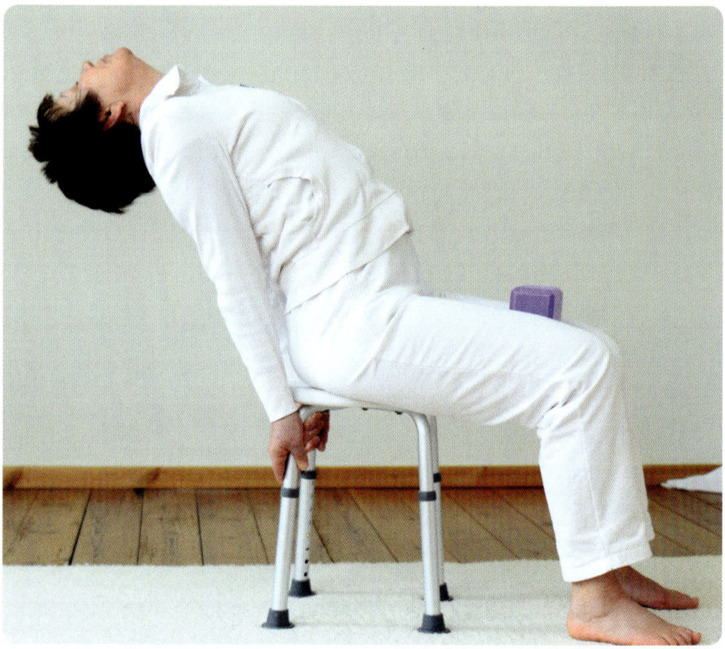

Atmen Sie dann aus und beugen Sie den Rücken wie einen Katzenbuckel: Der Kopf senkt sich, das Brustbein geht nach hinten, die Schultern kommen nach vorn. Sie lassen den Druck auf den Block ein wenig nach, aber halten ihn weiter fest, sodass er nicht auf den Boden fällt.

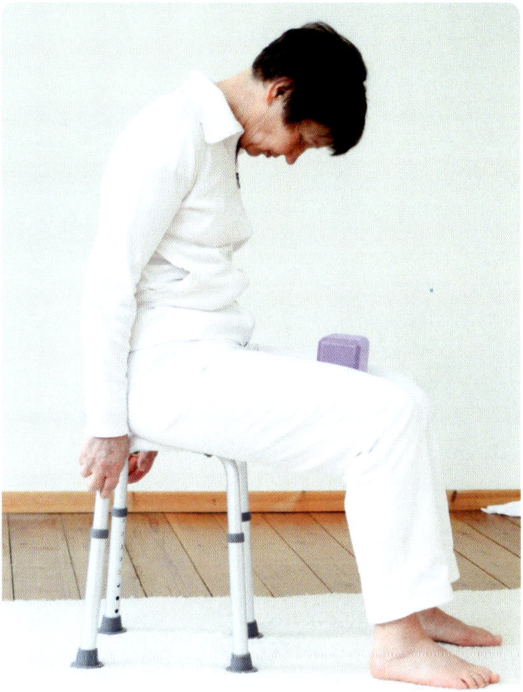

Wechseln Sie mit Atem und Bewegung zwischen den beiden Bewegungsrichtungen ab, lassen Sie ein Schwingen entstehen, der Atem schwingt mit. Pressen Sie den Block gut zusammen und lassen ihn wieder los.

Dauer:

2 Minuten

Wirkung:

Sie aktivieren und entspannen mit dieser Übung, dem sogenannten Kamelritt, Ihre Wirbelsäule und dehnen den Herzraum. Gleichzeitig bilden Sie die Muskulatur in Ihren inneren Oberschenkeln. Bei anteriorer Operationsweise bitte die Rückwärtsbeuge nicht so stark üben.

3

Nehmen Sie nun Ihre Stützen, stehen Sie mit ihrer Hilfe auf. Stehen Sie ganz aufrecht, stützen Sie sich gut auf die Stützen, spüren Sie, wie Sie möglichst gerade stehen. Die Beine sind nahe beieinander. Lassen Sie nun den Kopf ein wenig in den Nacken sinken, drücken Sie die Stützen gleichzeitig nach unten in die Erde. Atmen Sie lang und tief, gehen Sie mit Ihrer Achtsamkeit nach oben, über Ihren Körper hinaus, gleichsam in den Himmel. Strecken Sie sich so zwischen Erde und Himmel aus.

Dauer:

2 Minuten

Wirkung:

Sie strecken die Wirbelsäule, sodass Ihre Haltung verbessert wird. Sie spüren Ihre Kraft durch den ganzen Körper fließen, während Sie Ihr Gleichgewicht verbessern.

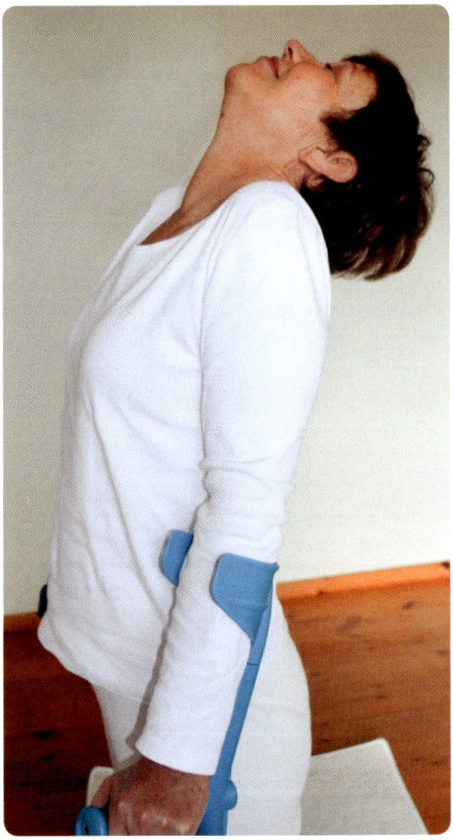

4

Stellen Sie sich vor den Hocker, die Beine hüftbreit. Kommen Sie nun mit geradem Rücken nach vorn, halten Sie den Hocker an den Seiten fest. Ihr Rücken sollte in der Haltung parallel zum Boden sein, die Beine sind gerade, aber nicht durchgedrückt, der Kopf gesenkt, aber nur so weit, dass er den Rücken verlängert. Atmen Sie in dieser Haltung lang und tief.

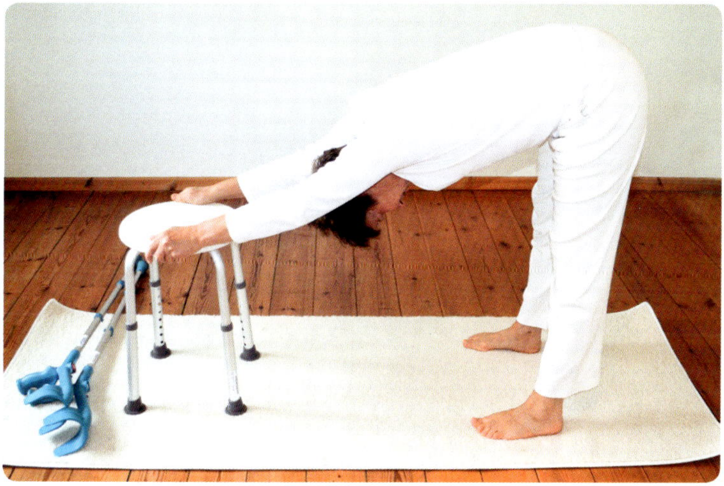

Dauer:

2 Minuten

Wirkung:

Sie spüren und strecken mit dieser Übung, einer Vorübung zum nach unten schauenden Hund, Ihren unteren Rücken. Dadurch werden Spannungen gelöst, die in der Muskulatur rund um die Hüftpfanne entstehen können.

5

Halten Sie mit beiden Händen die unteren Holme der Stützen fest. Strecken Sie das operierte Bein nach hinten – so weit, wie Sie können. Wenn es geht, strecken Sie es so weit, dass es Ihre Wirbelsäule verlängert, ansonsten heben Sie das Bein so weit an, wie es Ihnen möglich ist. Drücken Sie den Po nach hinten, neigen Sie sich nach vorn und dann nach unten, drücken Sie das Bein nach hinten. Heben Sie den Kopf, schieben Sie Kopf und Arme nach vorn. Schauen Sie nach vorn über Ihre Stützen hinaus. Atmen Sie in dieser Haltung lang und tief.

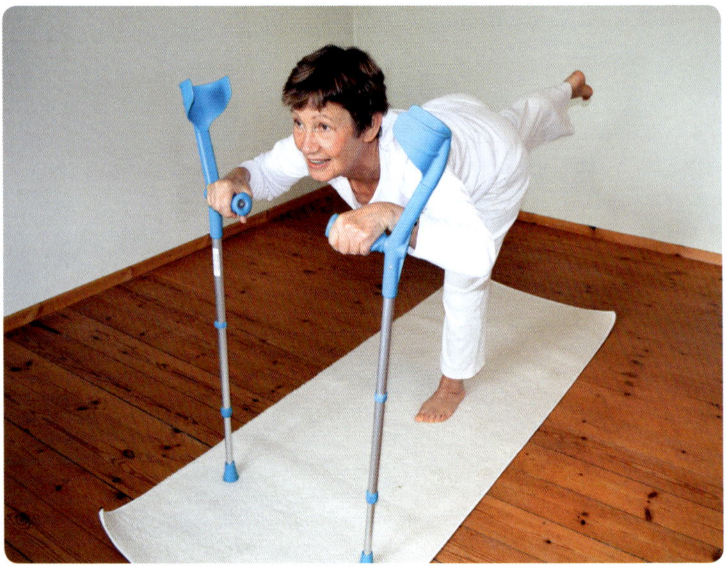

Dauer:

Bleiben Sie so lange in dieser Haltung, wie Sie können, mindestens 3 bis 5 Atemzüge lang, maximal 2 Minuten. Dann wechseln Sie zur anderen Seite. Richten Sie sich danach langsam auf und entspannen Sie eine Minute im Stehen.

Wirkung:

Die Haltung, eine Variante von **Ganipatiasana**, dem vorderen Stamm, schenkt Ihnen Gleichgewicht und Stärke, wenn Sie sich gleichzeitig in beide Richtungen, nach vorn und nach hinten, strecken. Sie ist für Hüftoperierte sehr fordernd, deshalb sind die Stützen hier wirklich segensreich. Sie sollten anfangs das operierte Bein nur ein wenig heben und strecken. Dehnen Sie sich dennoch auch in das nur wenig gehobene Bein hinein.

6

Kommen Sie mithilfe Ihres Hockers auf den Boden, legen Sie sich dann auf den Rücken. Platzieren Sie ein Meditationskissen unter Ihren mittleren Rücken, sodass Ihre Kehle sich auf ganz natürliche Weise streckt und Ihr Oberkopf auf dem Boden aufliegt. Wenn es Ihnen möglich ist, strecken Sie die Arme senkrecht in die Höhe, verschränken Sie die Finger. Lassen Sie die Zeigefinger nach oben zeigen, die Ellenbogen sind gestreckt. Beide Beine bleiben ausgestreckt liegen. Atmen Sie in dieser Haltung lang und tief ein und aus. Genießen Sie die Streckung.

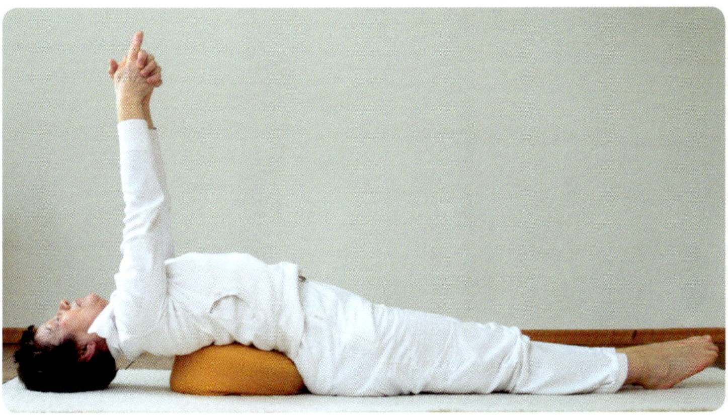

Dauer:

maximal 2 Minuten, danach einatmen und ausatmend die Arme senken, eine Minute nachspüren

Wirkung:

Die Übung ist eine Variante der Fischposition. Sie streckt Brust und Kehle, öffnet die Stimme und den Hals und bringt die Energie zum obersten Punkt des Kopfes, wo Sie buchstäblich in den Himmel atmen können. Bei anteriorer Operation nur ein dünnes Kissen nehmen.

7

Bleiben Sie auf dem Rücken liegen, legen Sie ein dehnbares Band (Theraband) um Ihre Füße. Winkeln Sie dazu die Beine an, halten Sie das Band mit beiden Händen gut fest und üben einen leichten Zug aus. Beim Einatmen ziehen Sie nun fest mit den Händen am Band, strecken die Beine hoch und versuchen gleichzeitig, die Beine zu öffnen. Beim Ausatmen bringen Sie die Beine wieder zusammen, winkeln die Beine an und entspannen den Zug etwas.

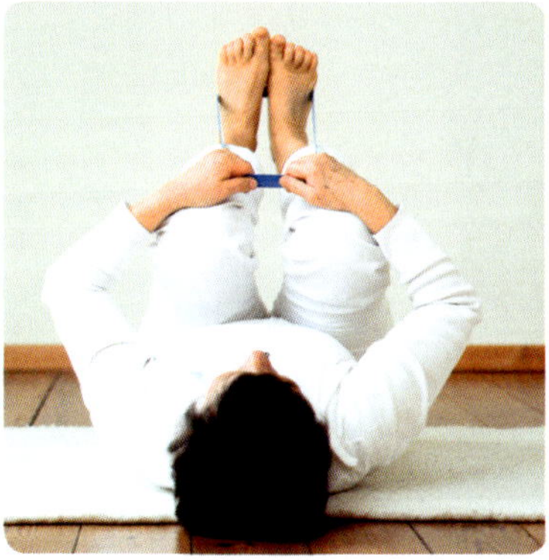

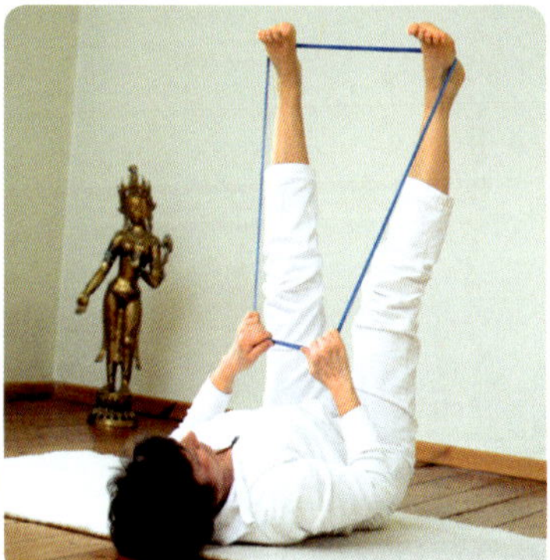

Dauer:

10- bis 12-mal

Wirkung:

Sie aktivieren vor allem die inneren Oberschenkelmuskeln, die so gekräftigt werden. Das sind diejenigen Muskeln, die Sie gewöhnlich am wenigsten einsetzen. Im Kundalini-Yoga spricht man mit dieser Übung den sogenannten Sexualnerv an, einen feinstofflichen Nerv, der die blockierte Energie im Becken aktiviert.

8

Kommen Sie auf Ihren Hocker, sitzen Sie mit gerader Wirbelsäule. Ballen Sie Ihre Hände zu Fäusten, die Daumen halten die Finger fest. Halten Sie die Fäuste neben die Schultern.

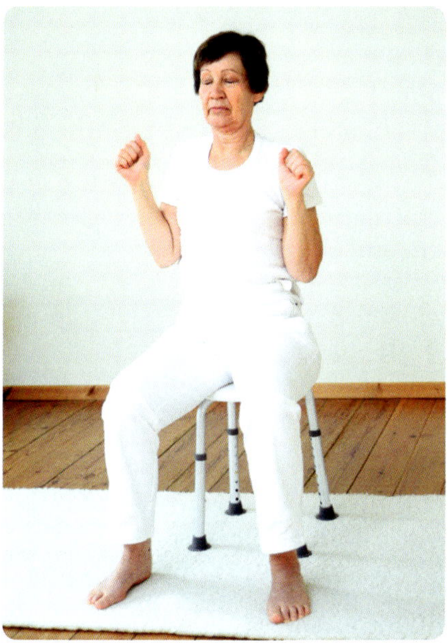

Atmen Sie nun tief und kraftvoll ein und strecken Sie dabei einen Arm schräg nach oben. Öffnen Sie dabei die Hand. Atmen Sie kraftvoll aus und ziehen Sie den Arm wieder zu sich heran. Atmen Sie wieder tief und kraftvoll ein und strecken Sie den anderen Arm schräg nach oben. Atmen Sie kraftvoll aus und ziehen Sie diesen Arm wieder zu sich heran. Das ist eine Runde.

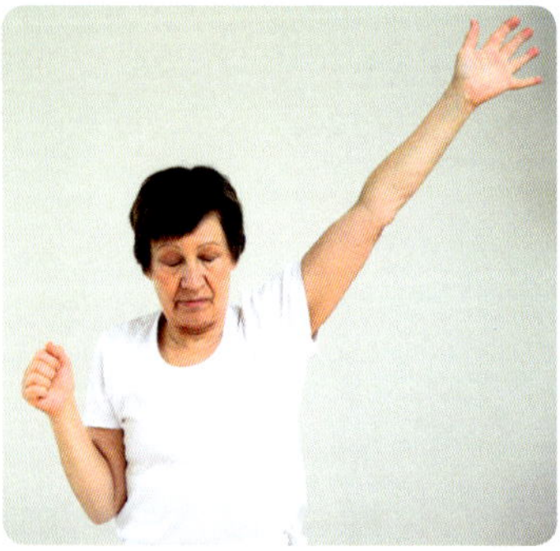

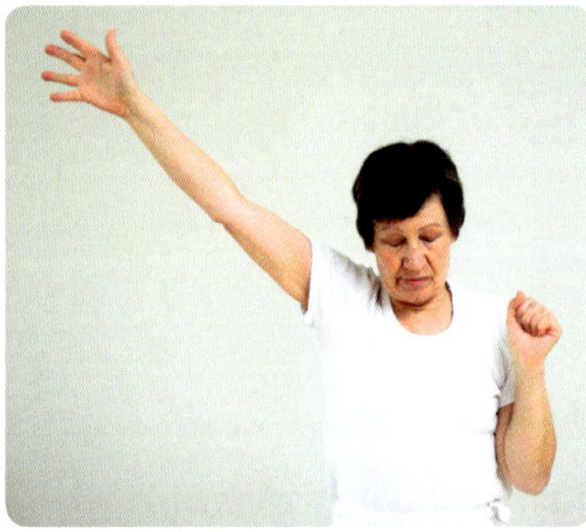

Wiederholen Sie diese Runden mit kraftvollem, schnellem, aber tiefem Atem.

Dauer:

Eine Runde dauert etwa 2 Sekunden. Üben Sie mindestens 6, maximal 20 Runden. Am Ende beide Arme schräg hochstrecken, einatmen, den Atem anhalten und dann ausatmend langsam die Arme in einem Bogen sinken lassen.

Wirkung:

Diese Übung ist eine Kraftübung, bei der Sie mit Ihrem Atem Energie aus der Luft in Ihren Körper holen. Spüren Sie hinterher mindestens eine Minute nach, lassen Sie dabei die Handrücken auf den Oberschenkeln oder Knien liegen, Daumen und Zeigefinger zusammen. Genießen Sie, wie die Energie sich in Ihrem Körper verteilt.

9

Kommen Sie in den Stand, halten Sie sich an Ihren Stützen gut fest. Nehmen Sie die Füße etwa hüftbreit auseinander. Heben Sie das operierte Bein in einem ganz leichten Außenwinkel (maximal 20 Grad) etwas an und setzen Sie den Fuß auf den Knöchel oder die Innenwade des nicht operierten Beins. Atmen Sie lang und tief, spüren Sie Ihre Körpermitte.

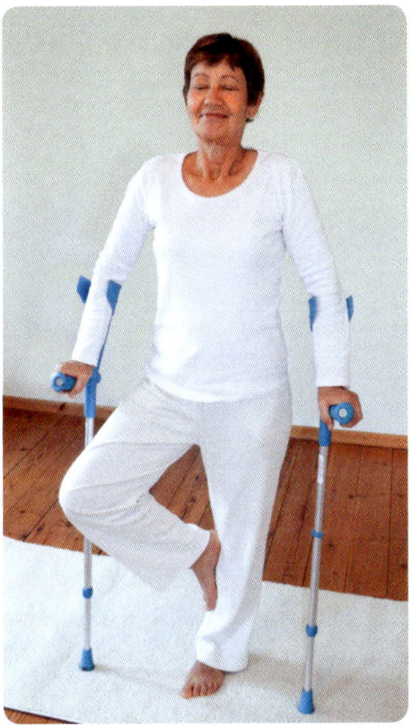

Dauer:
etwa 2 Minuten

Wirkung:
Diese abschließende meditative Übung hilft Ihnen, ganz bei sich anzukommen. Sie ist eine Variation der sogenannten „Baumhaltung“, die bei Unruhe und Stress wirkungsvoll ist.

Tiefenentspannung in Savasana

Kommen Sie nun in die Rückenlage, strecken Sie die Beine aus oder setzen Sie die Füße in der Nähe Ihres Gesäßes auf. Legen Sie die Arme neben Ihren Körper, die Handflächen nach oben. Wenn Sie mögen, dann legen Sie leicht Daumen und Zeigefinger aneinander. Atmen Sie sanft ein und aus.

Spüren Sie dabei, wie Sie sich in den Boden sinken lassen, stellen Sie sich vor, dass die Erde Sie einlädt, sich ihr ganz anzuvertrauen. Stellen Sie sich vor, dass aus der Erde ein warmer, nährender Strom in Ihren Körper fließt. Lassen Sie das zu, nehmen Sie diesen nährenden Strom auf.

Dann spüren Sie den Raum über sich. Während Ihr Körper ganz sicher und genährt auf dem Boden liegt, lassen Sie zu, dass Ihr Geist sich öffnet und der Einladung der Weite folgt. Lassen Sie Ihren Geist weit werden wie den Raum über Ihnen. Genießen Sie die Weite und die Leichtigkeit, die in Ihnen entstehen.

Dauer:

Verweilen Sie etwa 8 Minuten in dieser Weite und Leichtigkeit. Dann kommen Sie mit einem tiefen Atemzug in Ihren Körper zurück und beginnen, sich zu dehnen und zu strecken. Ziehen Sie ein wenig die Knie an und schaukeln Sie hin und her, von rechts nach links. Dann schaukeln Sie nach vorn und nach hinten und kommen so wieder in eine sitzende Position.

Meditation: Der 4:1-Atem gegen Schmerzen

Kommen Sie auf Ihren Hocker oder auf den Boden auf ein Meditationskissen. Strecken Sie das operierte Bein nach vorn, ziehen Sie das nicht operierte Bein an. Legen Sie die Hände auf die Knie, Daumen und Zeigefinger aneinander.

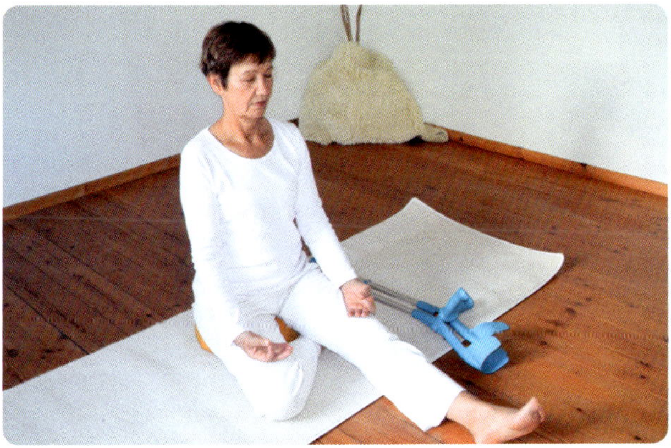

Atmen Sie nun in einem viermal unterbrochenen Atemzug durch die Nase ein und in einem langen Atemzug aus. Stellen Sie sich dabei vor, dass Sie mit den unterbrochenen Einatemzügen die Schmerzen aus einer schmerzenden Stelle ziehen und sie mit dem Ausatmen aus Ihrem Körper schicken.

Dauer:
3 bis 11 Minuten

Wirkung:
Diese Atemform wird in der Yogatherapie traditionell gegen Schmerzen angewendet. Bitte üben Sie sie nicht nur einmal, sondern über einen längeren Zeitraum täglich.

KAPITEL 5

Phase 3: Wieder zu Hause

Aktivieren Sie die Kraftpunkte in Ihrem Körper

Nun sind Sie wieder zu Hause und Ihr „normales" Leben kann beginnen. Sicher werden Sie weiter Krankengymnastik machen, vielleicht sogar eine weitere ambulante Reha. Dennoch können Sie sich in dieser Phase Ihrer Heilung mit Yoga auf eine ganz besondere Weise unterstützen: indem Sie nämlich die Kraftpunkte in Ihrem Körper aktivieren, die Ihnen helfen können, Ihre neue Hüfte nicht allzu sehr zu belasten.

Bitte denken Sie in jedem Fall daran, dass Sie auch im Alltag die „Richtlinien" einhalten sollten, die man Ihnen im Krankenhaus und in der Reha beigebracht hat. Diese Regeln gelten natürlich auch für Ihre Yogapraxis.

Sitzen: Sitzen Sie immer so, dass die Füße flach auf dem Boden stehen und die Hüften immer höher sind als die Knie. Legen Sie also auf Ihren Stuhl oder Hocker ein Kissen oder ein weiches, bezogenes Gummikissen zum Aufblasen, auf dem Sie die Hüfte auch einmal kreisen lassen können. Pezzibälle sind nur geeignet, wenn Sie sicher sind, dass sie nicht wegrutschen können. Bitte die Beine nicht übereinanderschlagen!

Beugen: Lassen Sie auch im Alltag zwischen Oberkörper und

Beinen nicht mehr als einen 90-Grad-Winkel entstehen, da sonst zu viel Druck auf die neue Hüfte entsteht. Forscher haben herausgefunden, dass beispielsweise der Gelenkdruck bei einer einfachen Kniebeuge schon 138 Prozent des Körpergewichts beträgt. Beim Hinsetzen und Aufstehen sind es 156 bzw. 190 Prozent des Körpergewichts! Hier ist die Aktivierung des Beckenbodens, die Sie in diesem Kapitel lernen werden, eine echte Hilfe! Strecken Sie beim Hinunterbeugen zum Boden das Bein mit der operierten Seite nach hinten und lassen Sie den Rücken möglichst gerade.

Liegen: Liegen Sie über längere Zeit bevorzugt auf dem Rücken. Wenn Sie auf der Seite liegen, nehmen Sie bitte einige Monate lang immer ein Kissen oder eine weiche Rolle zwischen die Beine.

Wenn Sie diese Hinweise nicht beachten, dann führt das dazu, dass Sie vermehrt Muskeln in Ihrem Körper anspannen und verhärten, die Ihre Beweglichkeit einschränken, wodurch Sie sich auch leichter verletzen können.

Allerdings können Sie sich nun mit einem Hilfsmittel aus dem Yoga beschäftigen, das diese Verletzungsgefahr deutlich senken kann: die Kraftwerke in Ihrem Körper, die Sie – wenn Sie nicht schon lange Yoga praktizieren – bisher wahrscheinlich noch nie zur Kenntnis genommen, geschweige denn eingesetzt haben. Diese Kraftwerke heißen im Yoga Bandhas, was Schleusen bedeutet, und sie helfen Ihnen dabei, Ihren gesamten Rücken, Ihre Hüftregion und Ihr Gewicht zu entlasten. Sie können damit auch lernen, Ihre Kräfte zu kanalisieren und dort einzusetzen, wo und wann Sie sie wirklich brauchen: beim Gewichtheben etwa, bei langen Büroarbeiten, zu Hause vor dem Fernseher oder bei Gehaltsverhandlungen mit Ihrem Chef.

Bandhas sind etwas sehr Geheimnisvolles. Sie sollen im Yoga dazu dienen, Energie in Ihrem Körper nach oben zum sogenannten Dritten Auge zu transportieren, wo eine Bewusstseinserweiterung in Ihnen stattfinden kann. Diese Energie, die so bewegt werden soll, nennt man im Yoga Kundalini. Die Kundalini-Energie ist sehr mächtig – so sehr, dass man früher darauf achtete, dass sie nur nach langen Jahren der Praxis freigesetzt werden konnte. Kundalini-Yoga jedoch ermöglicht einen Umgang mit dieser Energie, der sicher und harmonisierend für den ganzen Körper ist – und deshalb kann man mit den Bandhas heute auch so arbeiten, dass dadurch Ihr gesamter Körper gestützt wird und schneller heilt.

Bisher benutzen Sie, wenn Sie etwas anheben wollen, wenn Sie aufstehen oder sich hinsetzen, wenn Sie am Computer sitzen und arbeiten oder wenn Sie in einem schwierigen Gespräch oder einer Konferenz sitzen, vor allem Ihren unteren Rücken oder Ihre Bauchmuskulatur. Sie verspannen sich in den Schultern und ziehen den Nacken zusammen. Das alles führt auf Dauer zu den sogenannten Haltungsschäden, zu Rückenschmerzen, Kopfweh und Verspannungen. Und Ihre Hüfte wird dadurch ständig aus ihrer natürlichen Position gezogen. Mit den Bandhas kann dies nun alles anders werden.

Bandhas wirken in Ihrem Körper wie ein fester Haltepunkt an drei verschiedenen Stellen: am Beckenboden zwischen Ihren Beinen, am Nabelpunkt und Zwerchfell in Ihrer Körpermitte und in Ihrem Schulterbereich, im Nacken und am Kinn. Wenn Sie lernen, mit diesen drei Kraftwerken zu arbeiten, dann haben Sie eine innere Kraftquelle, die Sie vorher noch nicht hatten. Ihre Wirbelsäule wird sich weniger verschieben, Sie werden weniger die Kiefermuskeln anspannen und Sie werden in Ihrer Körpermitte eine Kraft entwickeln, mit der in Asien beispielsweise Holzbretter durchgeschlagen werden können.

Sie werden sie nun im Einzelnen kennenlernen.

Das erste Bandha ist für die Heilung Ihrer Hüfte zunächst am wichtigsten, denn es liegt an einer Stelle, die mit Ihrem Beckenbereich sehr eng verbunden ist. Es heißt im Yoga **Mula-Bandha**, was Wurzelschleuse bedeutet, und liegt zwischen Damm und After. Wie der Beckenboden kann es über drei Muskelschichten aktiviert werden, einer äußeren, einer mittleren und einer inneren Schicht, und zwar durch eine pulsierende Bewegung, die immer tiefere Kräfte in Ihr Becken zieht und es so stärkt. Vor allem die mittlere und die innere Schicht, die Ihren inneren Geschlechtsbereich mit Ihrem Gesäß verbindet, trägt wie eine Schale alle Organe des Unterleibs.

Mula-Bandha kann, wenn es kräftig genug ist, verhindern, dass Sie beispielsweise nach der Hüftoperation inkontinent werden, also beim Husten, Treppensteigen oder beim Schlafen ungewollt Urin verlieren. Gleichzeitig jedoch hat **Mula-Bandha** noch andere Aufgaben: Es kann eingesetzt werden, um schwere Gegenstände anzuheben, denn wenn Sie dies aus dem Beckenboden heraus tun, entlasten Sie Ihren Rücken und auch die Bauchmuskulatur. Und was viele nicht wissen: Ein gut gekräftigter Beckenboden sorgt auch dafür, dass Sex mehr Spaß macht, denn er führt sowohl bei Männern als auch bei Frauen dazu, dass Sie das Pulsieren Ihrer Genitalien (und damit auch den Orgasmus) willentlich beeinflussen können.

Das zweite Bandha ist **Uddiyana-Bandha**, die Zwerchfellschleuse. Es kann aktiviert werden, indem man lernt, den Nabelpunkt zu kräftigen. Frauen, die geboren haben, und Männer oder auch Frauen, die wenig Sport treiben, haben tendenziell einen schwachen Nabelpunkt. Wenn man den Nabelpunkt, also die Zwerchfellschleuse, aktiviert, dann ist man buchstäblich „aufrechter". Im Kundalini-Yoga aktiviert man diese Schleuse mit bestimmten Übungen, die vor allem die Bauchregion ansprechen und die man in Verbindung mit einem kraftvollen Anspannen und Loslassen des Bauchnabels übt. Wird **Uddiyana-Bandha** gekräftigt, dann bekommt man mehr Disziplin und Willenskraft, kann seine Lebensziele besser erreichen und besitzt einen Haltepunkt, mit dem man seine ganze Körpermitte und damit sein Gleichgewicht besser spürt.

Das dritte Bandha ist die sogenannte Kinnschleuse, **Jaland-**

hara-Bandha. Auch dieses Bandha ist nicht nur für Yogis, sondern auch für Hüftoperierte von großer Bedeutung. Denn der Ursprung der Fehlhaltungen in der unteren Wirbelsäule und in der Muskulatur rund um die Hüfte liegt nach Ansicht moderner Physiotherapeuten nicht im Bauch oder im Rücken, sondern zu 60 bis 80 Prozent im oberen Rücken und im Nacken. Das aber ist genau der Sitz der Kinnschleuse.

Durch unsere viele Schreibtisch- und Computerarbeit tendieren wir dazu, dass wir im Sitzen den Hals vorstrecken, was fatale Folgen für unsere Halswirbelsäule hat: Sie biegt sich erst nach vorn, dann strecken wir den Kopf hoch, sodass sie abknickt. Yogisch betrachtet ist das fatal: Unsere Energie bleibt buchstäblich im Nacken blockiert und kann sich nicht weiterbewegen. Wir bekommen Kopfschmerzen, verspannen den Unterkiefer und die Schultern und werden stressanfälliger.

Jalandhara-Bandha kanalisiert nach der Yogatheorie die Energie vom Nacken schräg durch unseren Kopf zum Punkt zwischen den Augenbrauen, dem sogenannten Dritten Auge, dem Sitz von Intuition und höherem Wissen. Wenn wir diese „Energieautobahn“ unterbrechen, dann trennen wir uns von einem Zugang zu mehr Konzentrationskraft, Lernfähigkeit und innerer Ruhe ab.

Glücklicherweise können wir dem entgegenwirken – indem wir nämlich bei bestimmten Yogaübungen das Kinn zurückziehen, es ein wenig senken und den Nacken nach oben drücken. Dadurch streckt sich die Nackenwirbelsäule, wird freier und der Kanal nach oben, zum Gehirn, geht auf.

Wenn alle Bandhas gemeinsam aktiviert werden, dann spricht man von **Maha-Bandha**, der „großen Schleuse“. Sie bringt die gesamte im Becken aktivierte Energie nach oben zum Dritten Auge. Dies geschieht im Kundalini-Yoga oft am Ende einer Übung – und zusammen mit einem angehaltenen Atem. Man richtet sich innerlich buchstäblich auf – und dadurch wird Ihre Hüfte entlastet.

Entscheiden Sie sich also, ob Sie Ihre neue Hüfte in diese ganz neue Kraft einbetten wollen.

Yoga-Übungsfolge mit Bandhas

1

Sitzen Sie auf Ihrem Hocker oder auf dem Boden. Schließen Sie die Augen, formulieren Sie innerlich Ihre Absicht. Spüren Sie Ihren Atem, atmen Sie leicht fließend ein und aus. Richten Sie Ihre Wirbelsäule auf, ganz mühelos, so als ob jemand Sie von oben hochziehen würde. Ziehen Sie nun das Kinn ein wenig zurück in Richtung Nacken. Legen Sie sanft die Zungenspitze an den weichen Gaumen. Atmen Sie entspannt, schauen Sie sanft innerlich durch die Nasenwurzel in die Ferne.

Dauer:
2 Minuten

Wirkung:
Sie aktivieren die Nackenschleuse und richten Ihre Halswirbelsäule aus.

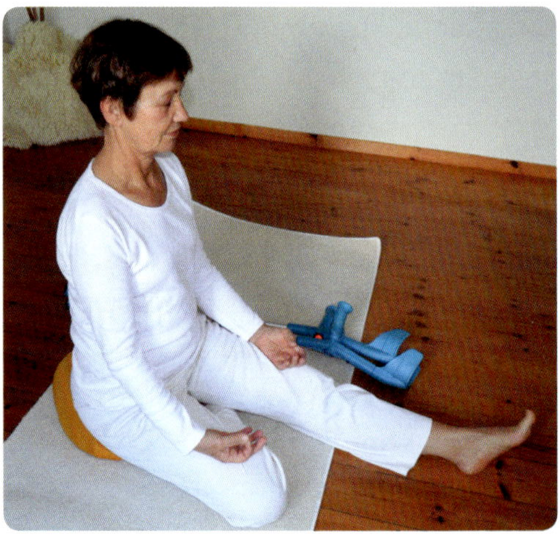

2

Sitzen Sie auf Ihrem Hocker. Legen Sie Ihre Hände unter Ihren Po. Kneifen Sie mit dem Einatmen Ihren Po zusammen, lassen Sie ihn mit dem Ausatmen wieder los. Sie können spüren, wie sich Ihre Sitzbeinhöcker nach innen und oben ziehen und wieder herunterkommen.

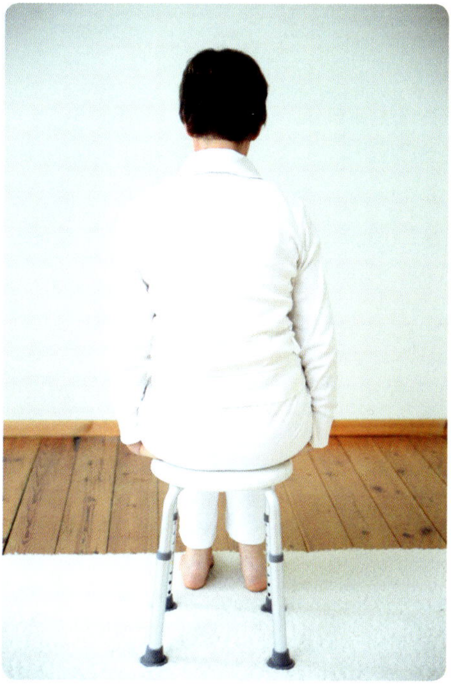

Dauer:

ca. 10 Atemzüge lang

Wirkung:

Sie spüren und aktivieren Ihren Beckenboden, wobei die Hüfte entspannt bleibt.

3

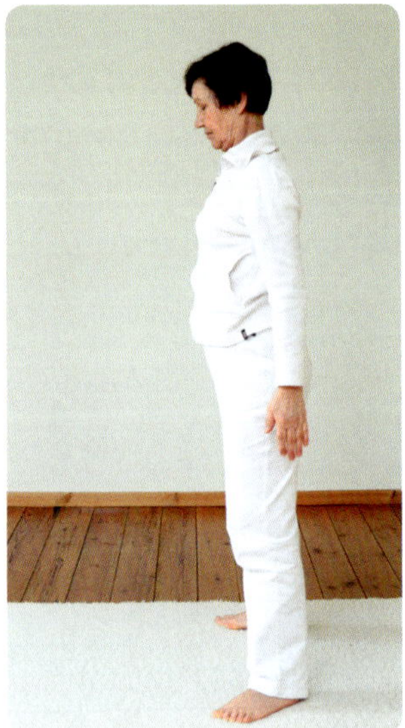

Kommen Sie in den Stand. Setzen Sie die Füße hüftbreit auf den Boden. Spüren Sie die Auflagepunkte Ihrer Füße auf dem Boden: die Zehen, die Fersen, den Innenfuß, den Außenfuß. Stellen Sie sich vor, dass alle vier Punkte mit dem Boden in Kontakt sind. Entspannen Sie die Schultern, lassen Sie sie leicht nach hinten rotieren. Heben Sie das Brustbein leicht an. Lassen Sie die Arme neben dem Körper sein, die Handflächen zeigen zum Körper.

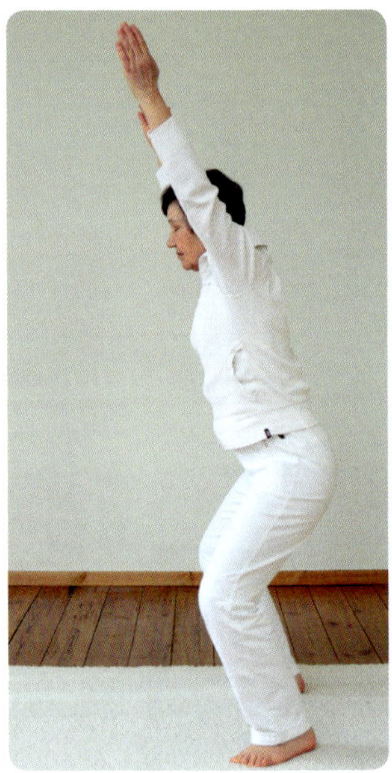

Kommen Sie nun mit geradem Rücken ganz leicht in eine Hocke. Die Oberschenkel und die Unterschenkel sollten nicht mehr als 30 Grad gebeugt sein. Ihr Rücken ist weiterhin gerade und neigt sich aus der Lendenwirbelsäule ein wenig nach vorn. Nehmen Sie beide Arme mit geraden, aber nicht durchgedrückten Ellenbogen schräg nach oben, spannen Sie dabei den Nabel und den Beckenboden an.

Atmen Sie in dieser Haltung lang und tief.

Dauer:

Beginnen Sie mit 30 Sekunden oder 10 Atemzügen, dann auf eine Minute steigern. Zum Schluss tief einatmen und alle Muskeln im Körper anspannen. Dann ausatmen und langsam mit geradem Rücken in den Stand kommen. Bleiben Sie so stehen, die Handflächen zeigen nach vorn. Spüren Sie der Energie nach.

Wirkung:

Diese Übung kombiniert eigentlich zwei Yogahaltungen. Die erste Haltung, der Berg, verankert Sie sicher im Boden, beruhigt Sie und kräftigt Ihr Stehvermögen, körperlich und auch psychisch. Die zweite Haltung, der sogenannte Stuhl, stärkt Ihre Oberschenkel und Ihren Rücken. Zusammen mit Ihrem Atem, dem angespannten Nabel und dem Beckenboden geübt, stärkt er außerdem Ihre Kraftzentren. Der abschließende Atemzug verteilt die Energie im gesamten Körper.

4

Kommen Sie nun auf alle Viere, die Knie sind schulterbreit auseinander, die Hände liegen genau unter den Schultern auf dem Boden auf und haben denselben Abstand zueinander wie die Beine. Atmen Sie nun tief ein und biegen Sie den Rücken durch.

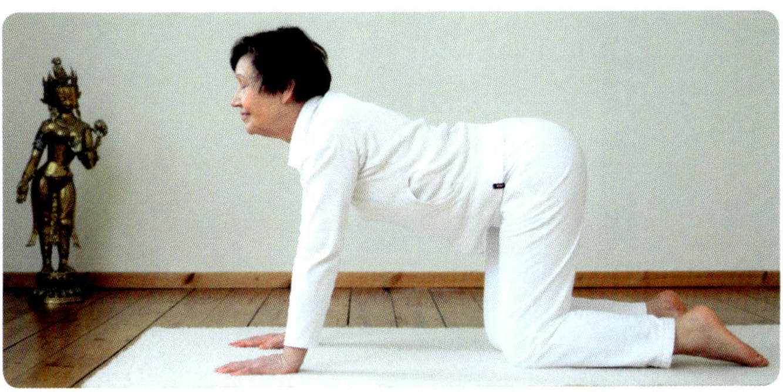

Dann atmen Sie tief aus und ziehen den Po und den Kopf unter Ihren Körper.

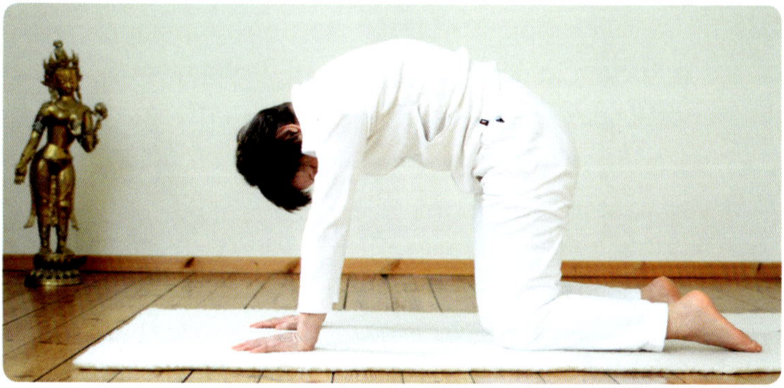

Bei dieser letzten Bewegung spannen Sie den Beckenboden stark an, beim Einatmen wieder lösen.

Dauer:

Schwingen Sie so zwischen den beiden Bewegungsrichtungen beim Ein- und Ausatmen 2 Minuten lang hin und her.

Wirkung:

Ihr Beckenboden wird gekräftigt, Sie können ihn bei dieser Bewegungsfolge gut spüren.

5

Liegen Sie auf dem Rücken. Setzen Sie Ihre Füße in der Nähe des Pos auf, stützen Sie die Füße fest auf den Boden. Die Arme liegen neben dem Körper, die Handflächen zeigen nach unten. Heben Sie nun beim Einatmen Ihre Hände hoch und hinter den Kopf, heben Sie gleichzeitig den Po, so hoch Sie können.

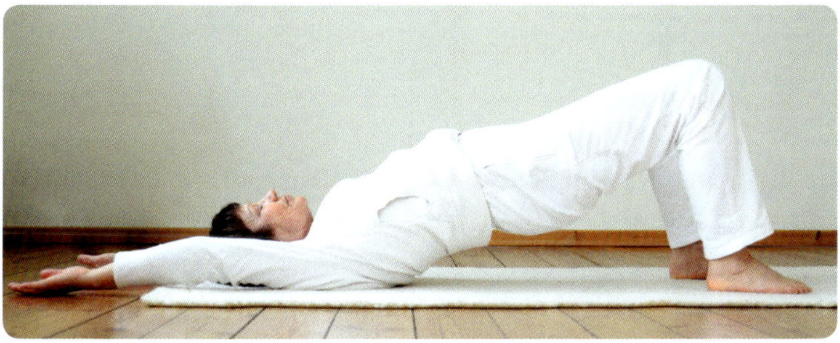

Beim Ausatmen bringen Sie die Arme wieder neben den Körper, gleichzeitig senken Sie den Po mit einem runden Rücken langsam nach unten ab.

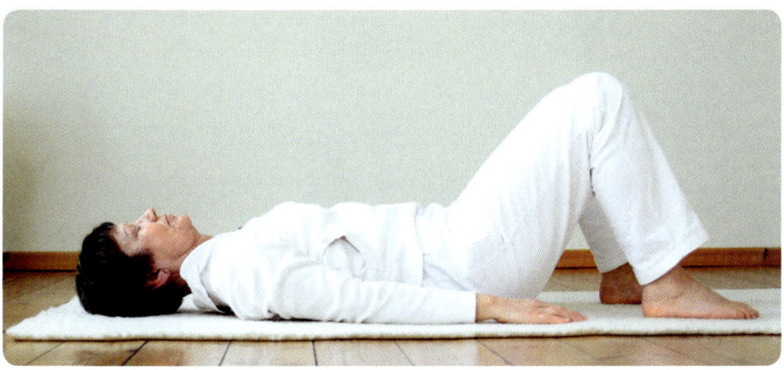

Versuchen Sie, Ihr Becken aus dem Nabel und dem angespannten Beckenboden heraus hochzuheben und es mit einem loslassenden Beckenboden wieder zu senken.

Dauer:

etwa 10 Atemzüge lang

Wirkung:

Diese Haltung, die „Atembrücke“, aktiviert stark den Beckenboden und den Nabelpunkt und übt die Entlastung und Beweglichkeit des Beckens.

6

Bleiben Sie auf dem Rücken liegen. Setzen Sie die Füße in der Nähe des Pos auf den Boden, die Füße stehen nebeneinander. Nehmen Sie die Arme auf Schulterhöhe weit auseinander.

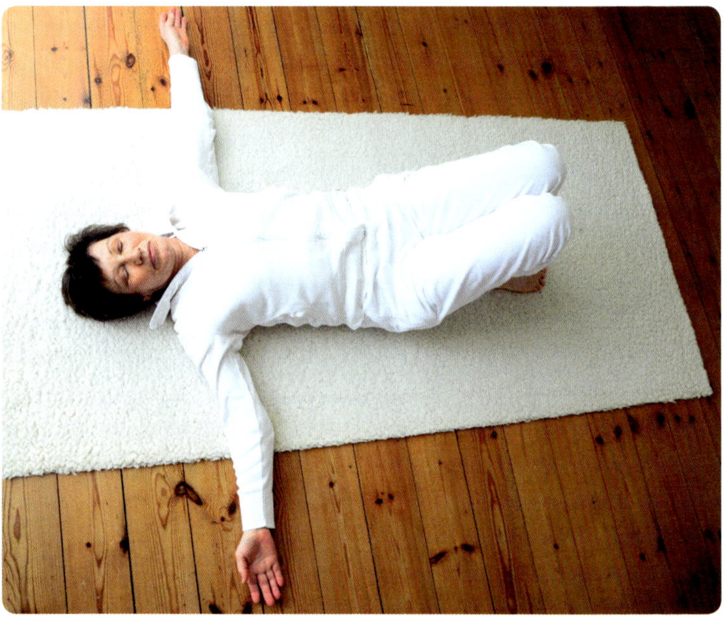

Die Handflächen zeigen nach oben.

Atmen Sie nun tief ein und lassen Sie beim Ausatmen die beiden Knie zu einer Seite sinken – nur so weit, wie es Ihnen möglich ist. Gleichzeitig bewegt sich der Kopf zur anderen Seite und Sie schauen zu einer Handfläche.

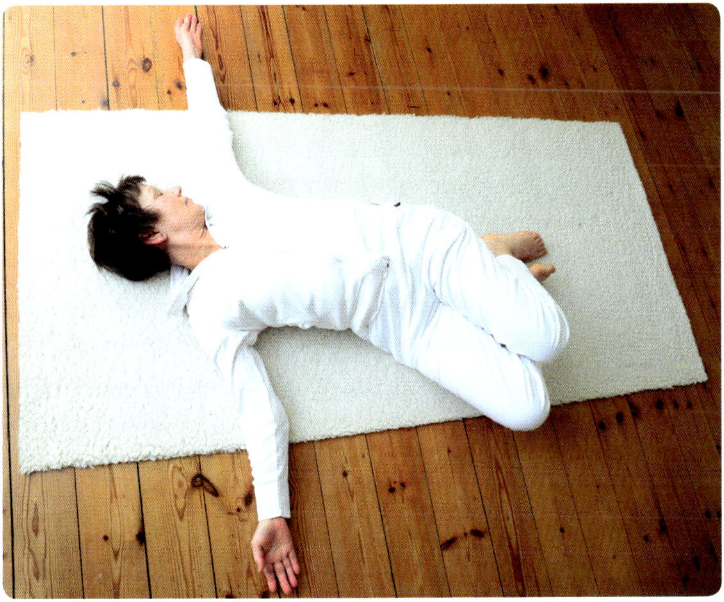

Mit dem nächsten Einatmen kommen Sie mit Kopf und Beinen wieder zur Mitte und lassen beim nächsten Ausatmen die Knie zur anderen Seite sinken, der Kopf neigt sich gleichzeitig in die Gegenrichtung.

Dauer:

ca. 1 bis 2 Minuten, am Ende die Arme neben den Körper legen und nachspüren

Wirkung:

Dies ist eine entspannende Entlastungsübung, die die gesamte Wirbelsäule lockert und löst.

7

Setzen Sie sich auf den Boden, strecken Sie die Beine gerade nach vorn aus. Heben Sie die Arme auf Schulterhöhe nach vorn, die Handflächen schauen sich an. Neigen Sie sich mit aufrechtem Oberkörper und einem ganz geraden Rücken etwa 30 Grad zurück. Stellen Sie sich vor, Sie verlängern Ihre Wirbelsäule. Ziehen Sie den Beckenboden dabei fest an – er hält Ihre Position.

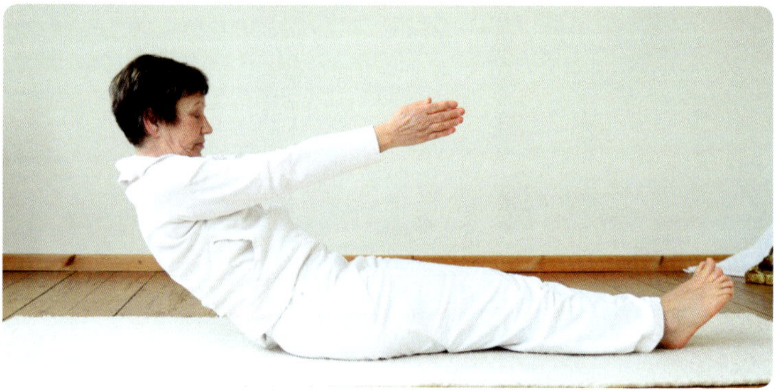

Sie können sich auch mit Yogabändern helfen: Legen Sie sie um beide Füße und ziehen Sie fest daran. Lehnen Sie sich dann nach hinten. Spannen Sie den Beckenboden fest an.

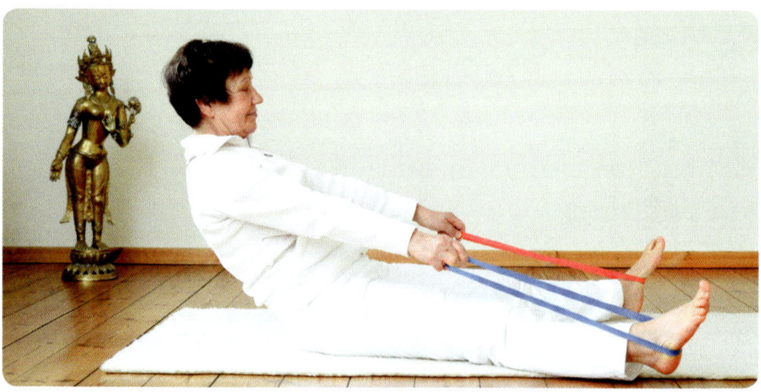

Atmen Sie nun im Feueratem. Lassen Sie bei diesem schnellen Atem den Nabelpunkt in einer Art Pumpbewegung ein- und ausschnellen: einatmen, den Bauch locker lassen, ausatmen, den Nabelpunkt zurückziehen. Beginnen Sie langsam, nach und nach kann Ihr Atem schneller werden.

Dauer:

Beginnen Sie mit 15 bis 20 Sekunden, verlängern Sie die Zeit nach und nach bis zu einer Minute. Atmen Sie zum Ende der Übung tief ein, spannen Sie alle Muskeln im Körper an, während Sie den Atem anhalten, und lassen Sie dann alle Spannung mit dem Ausatmen gehen. Lassen Sie sich Zeit zum Nachspüren, eventuell in der Rückenlage.

Wirkung:

Sie aktivieren den Beckenboden und die Zwerchfellschleuse. Sie lernen, wie Druck im Bauchraum entstehen kann und wie Sie ihn dabei entspannen können. Das Ende der Übung aktiviert **Maha-Bandha**, die „große Schleuse", die die Energie im ganzen Körper verteilt.

8

Setzen Sie sich auf den Boden, strecken Sie die Beine gerade aus. Stützen Sie sich mit den Händen hinter Ihrem Rücken ab. Atmen Sie nun tief ein, spannen Sie den Beckenboden und die Nabelschleuse an und heben Sie ein Bein so hoch wie möglich. Heben Sie dabei, wenn möglich, auch den Po an. Wenn das nicht geht, heben Sie nur das Bein an.

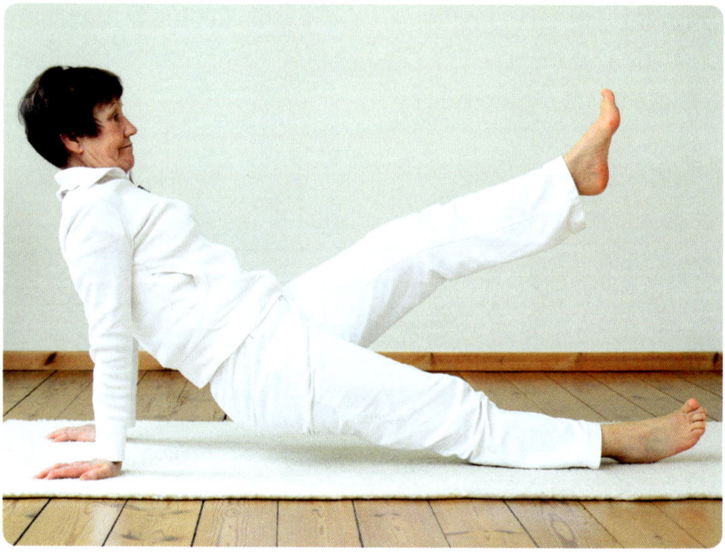

Atmen Sie aus, lassen Sie das Bein sinken, lösen Sie die Spannung im Beckenboden und am Nabel. Atmen Sie dann ein und heben das andere Bein an, ebenso den Po. Bauen Sie dabei Spannung im Beckenboden und am Nabel auf.

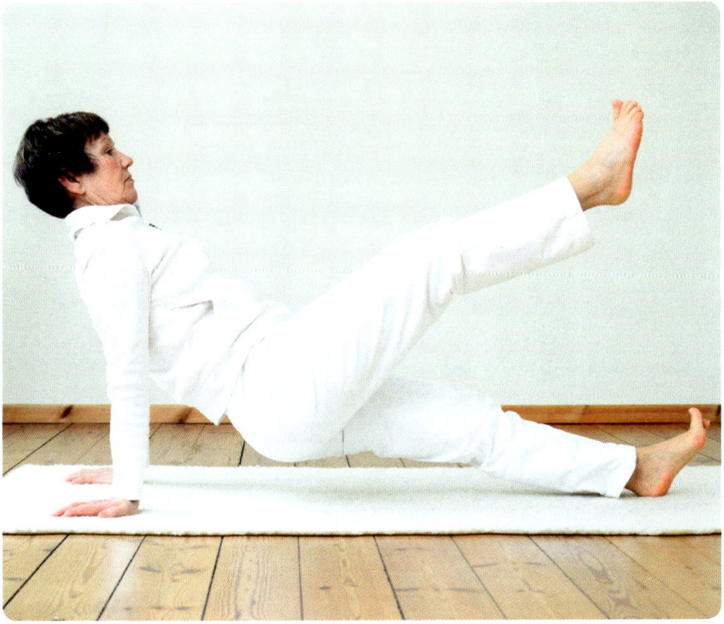

Atmen Sie aus, senken Sie das Bein wieder ab und lösen Sie Beckenboden und Nabelpunkt. Das ist eine Runde.

Dauer:

Üben Sie mindestens 5, maximal 10 Runden.

Wirkung:

Sie bekommen ein Bewusstsein für Ihren Beckenboden und die Nabelschleuse und lernen, sie anzuspannen und loszulassen.

9

Legen Sie sich auf den Bauch, spreizen Sie die Beine ein wenig. Nehmen Sie die Arme auf Schulterhöhe weit auseinander, die Handflächen zeigen nach unten. Der Kopf liegt entspannt zu einer Seite.

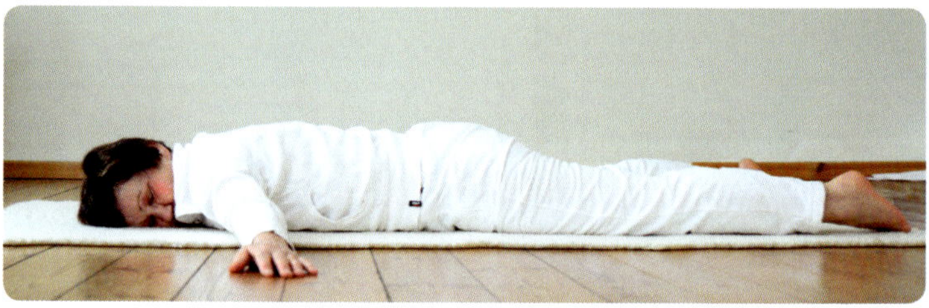

Heben Sie nun aus dem Beckenboden und aus dem angezogenen Nabelpunkt heraus beim Ausatmen den Oberkörper an.

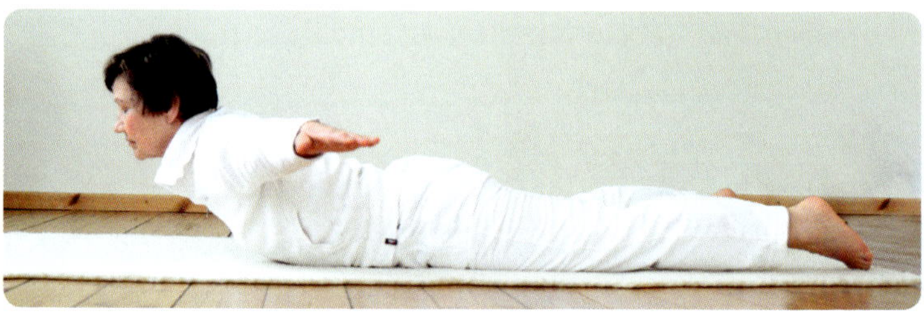

Kommen Sie beim Einatmen mit dem Oberkörper wieder herunter, lassen Sie den Beckenboden und den Nabelpunkt los. Der Kopf dreht sich nun zur anderen Seite.

Dauer:

Beginnen Sie mit 1 Minute, dann bis auf 2 Minuten steigern. Am Ende der Übung den Kopf auf die Hände legen, die Fersen auseinanderfallen lassen und den ganzen Körper entspannen.

Wirkung:

Sie aktivieren den Beckenboden, die Nabelschleuse und die Region zwischen den Schulterblättern.

10

Setzen Sie sich auf Ihren Hocker oder auf den Boden auf ein Meditationskissen. Richten Sie die Wirbelsäule auf, ziehen Sie das Kinn ein wenig ein und schieben Sie den Nacken nach oben. Ziehen Sie nun die Arme in den Ellenbogen nach hinten und ballen Sie die Hände zu Fäusten, wobei die Handflächen nach oben zeigen. Ziehen Sie einatmend kraftvoll an den Ellenbogen und legen Sie den Kopf in den Nacken. Spannen Sie den Beckenboden kräftig an.

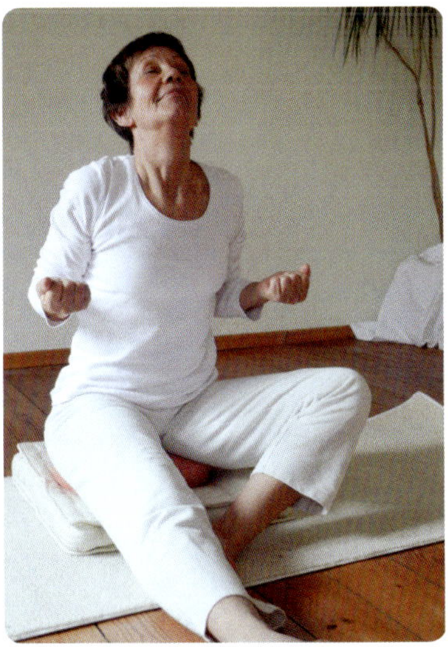

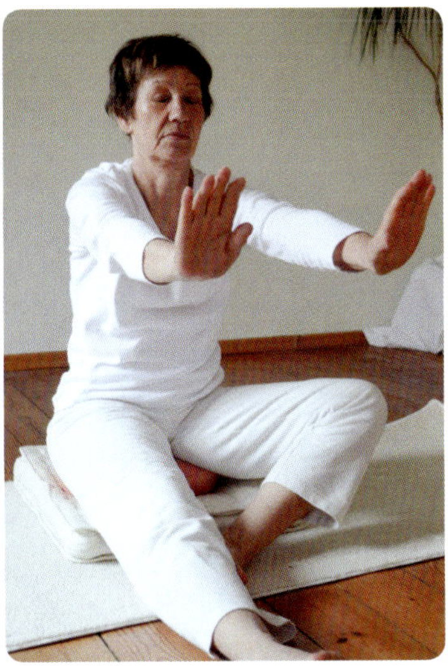

Atmen Sie tief aus und schieben Sie mit einem kräftigen Stoß Ihre Hände nach vorn, wobei Sie die Handflächen öffnen und die Handkanten nach vorn schieben. Lösen Sie den Beckenboden.

Wiederholen Sie die Bewegung und die Atemform.

Dauer:

ca. 2 Minuten

Wirkung:

Sie lassen alle Spannung gehen und laden sich gleichzeitig mit viel Energie auf. Die Anspannung des Beckenbodens sorgt dafür, dass die Energie in Ihrem Körper bleibt.

Tiefenentspannung in Savasana

Legen Sie sich nun auf den Rücken. Strecken Sie die Beine aus, mit lockerer Weite, nehmen Sie eventuell ein Kissen unter jedes Knie oder eine weiche Rolle unter beide. Wenn Ihnen dies nicht möglich ist, setzen Sie die Füße flach auf den Boden, die Knie zeigen nach oben. Legen Sie die Arme neben den Körper, die Handflächen zeigen nach oben. Wenn Sie mögen, legen Sie Daumen und Zeigefinger aneinander. Lassen Sie den Rücken tief in den Boden einsinken.

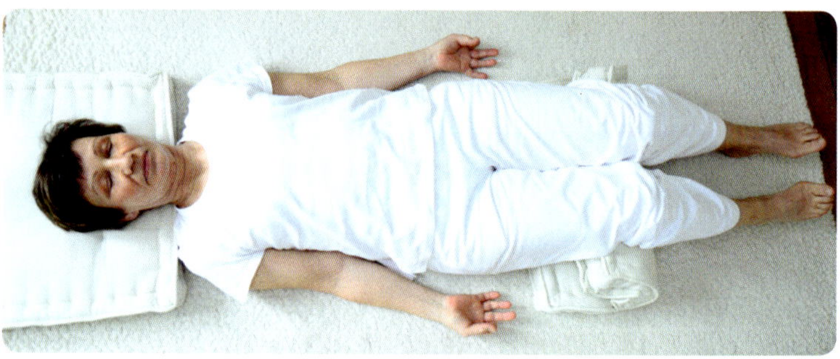

Stellen Sie sich vor, dass Sie ganz schwer werden. Lassen Sie Ihren Körper sinken, so als ob Sie in die Erde einsinken würden. Bleiben Sie in dieser Schwere, entspannen Sie sich in die Schwere hinein. Vielleicht wird es ganz dunkel um Sie, dunkel und ganz entspannt ... Nun spüren Sie über sich ein Licht und Sie merken, wie Sie leichter und leichter werden. Ihr Körper fühlt sich an, als würde er von Luftballons nach oben getrieben. Sie schweben, schweben höher und höher, werden ganz leicht ... Und nun fühlen Sie wieder die Erde unter sich und die Leichtigkeit über sich. Und Sie finden die Mitte, in der Mitte Ihres Körpers, zwischen Schwere und Leichtigkeit. Ihr Körper ist ganz entspannt und ganz präsent. Sie sind da. Sie sind lebendig. Sie sind vital und gesund.

Meditation zur Aktivierung der Kraftzentren

Die folgende Meditation aktiviert alle Kraftzentren in Ihrem Körper. Kommen Sie dazu zum Sitzen auf einem Meditationskissen, lassen Sie den Rücken aufrecht sein, nehmen Sie die Hände in die Meditationshaltung **Gyan Mudra** (Daumen und Zeigefinger aneinanderlegen).

Chanten oder singen Sie auf einem Ton das folgende Mantra:

EK ONG KAR
SAT NAM
SIRI
WHAHE GURU

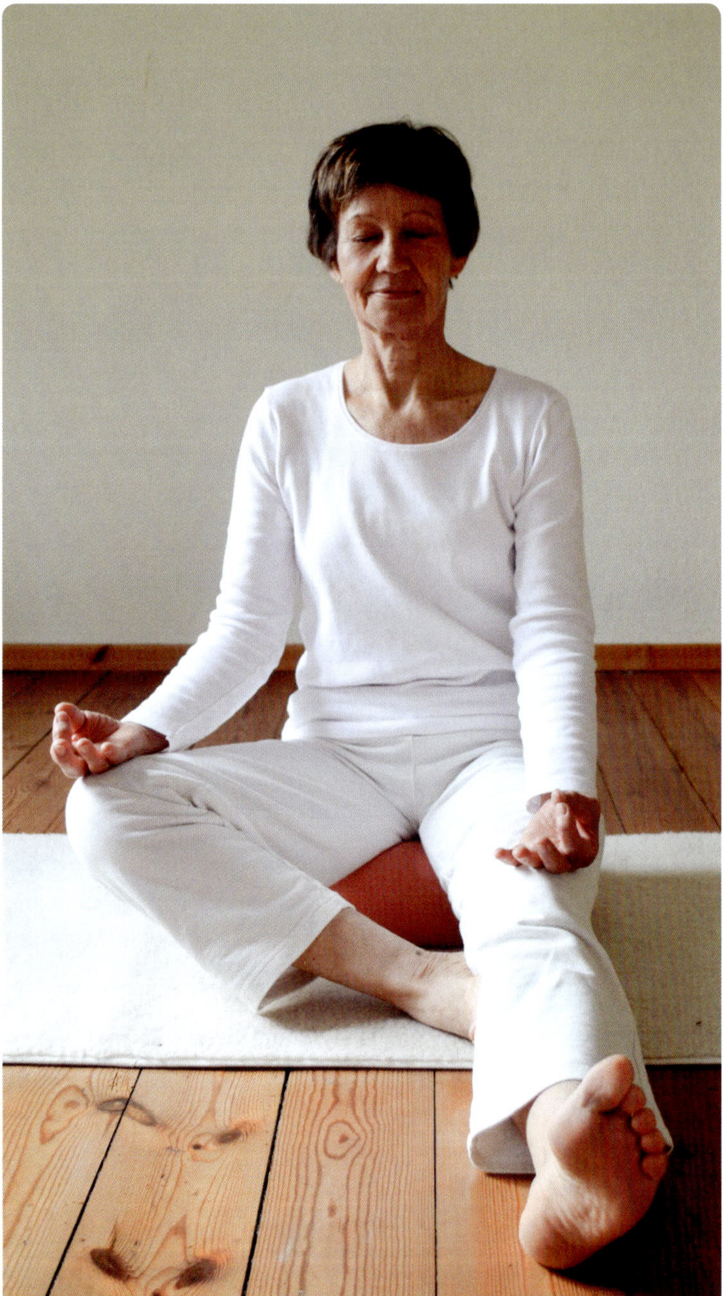

Das Mantra bedeutet:

EK ONG KAR	=	Schöpfer und Schöpfung sind eins
SAT NAM	=	Wahrheit ist mein Wesen
SIRI	=	das Höchste
WHAHE GURU	=	die Weisheit, die mich gesund werden lässt

Atmen Sie tief ein.

- Chanten Sie **EK** und ziehen Sie dabei kraftvoll den Beckenboden an.
- Bei **ONG** ziehen Sie langsam Ihre Geschlechtsorgane nach innen.
- Bei **KAR** ziehen Sie langsam den Nabel nach innen.
- Atmen Sie erneut tief ein, spannen Sie alle drei unteren Zentren an.
- Chanten Sie dann **SAT** und ziehen Sie dabei das Zwerchfell nach oben und innen.
- Nehmen Sie das Kinn in Richtung Brust und chanten Sie **NAM**.
- Chanten Sie mit dem kleinen Rest des Atems das Mantra **SIRI**, schauen Sie dabei innerlich auf den Augenbrauenpunkt.
- Atmen Sie ein, spannen Sie alle Zentren an und chanten Sie **WHA**. Stellen Sie sich dabei vor, dass die angesammelte Energie aus dem höchsten Punkt des Kopfes herausschießt.
- Bei **HE GURU**, das ganz langsam gechantet wird, stellen Sie sich vor, dass diese Energie am ganzen Körper hinunterfließt.

Dauer:
3 bis 7 Minuten

Wirkung:
Diese Meditation gehört zu den kraftvollsten Aufbaumeditationen des Kundalini-Yoga. Täglich gechantet, kann sie alle Ihre Kraftzentren im Körper aktivieren, wodurch Ihre Vitalität stark zunimmt.

Spüren Sie am Ende der Meditation Ihren Körper und die Energie, die ihn durchströmt.

KAPITEL 6
Phase 4: Im Alltag

Der Weg zu Freude und Kreativität: Erwecken Sie Ihr zweites Chakra

Im Yoga geht man davon aus, dass Ihr physischer Körper nicht aus fester Materie besteht, sondern im Innersten aus Energie – beweglicher, tanzender oder manchmal auch unbeweglicher Energie. Diese Energie schwingt in bestimmten Frequenzen, die als unterschiedliche Farben wahrgenommen werden können. Manche Menschen können sie sogar sehen.

Jede Frequenz, jede Farbe bedeutet also, dass an dieser Stelle des Körpers eine bestimmte Schwingung vorhanden ist – und dass diese Schwingung auch die dazugehörenden Organe und sogar die Psyche beeinflusst. An bestimmten Punkten des Körpers verdichtet sich diese Schwingung, weil dort viele feinstoffliche Nervenzellen zusammenlaufen. Es sind, biologisch betrachtet, die großen Nervenplexi, die man auch im materiellen Körper findet. Feinstofflich gesehen heißen diese Zentren Chakras, was Rad oder Räder bedeutet.

Die meisten Yogarichtungen gehen von sieben solcher Energiezentren aus, die alle unterschiedliche Farben besitzen. Im Kundalini-Yoga sagt man, dass es zusätzlich ein achtes Chakra gibt, das den Körper in seiner Ganzheit umgibt.

Was bedeutet diese kleine Yogatheorie nun für Sie, für Ihre Heilung nach der Hüftoperation? Nun, sie hat eine wirklich große Bedeutung. Denn yogisch betrachtet bedeutet Ihre Hüftoperation, dass sich in Ihrem zweiten Chakra, das dem Beckenraum und der Hüftregion zugeordnet ist, wahrscheinlich eine Blockade befand oder noch befindet. Und wenn man diese Blockade nicht innerlich und körperlich löst, dann kann man trotz Operation nicht wirklich gesund werden.

Interessanterweise sind die Yogahaltungen, die das zweite Chakra aktivieren, genau die, mit denen einer Hüftoperation vorgebeugt werden könnte – und die man nun, nach einer solchen Operation, mindestens ein Jahr lang nicht machen darf. Aber keine Sorge – wir finden einen anderen Weg, wie wir das zweite Chakra mit Yoga dennoch wieder beleben und heilen können!

Zunächst aber: Wie können Sie herausfinden, ob Sie eine Blockade im zweiten Chakra haben?

Ganz einfach: Erfahren Sie zunächst einmal, für welche Körperbereiche und welche Themen der menschlichen Existenz ein gesundes zweites Chakra überhaupt steht.

Das zweite Chakra

Das zweite Chakra, auch Sakralchakra oder **Svadhisthana** im Sanskrit genannt, befindet sich im Unterbauch und im unteren Rücken, in der Region der unteren Lendenwirbel. Es wird verbunden mit einem Gefühl von Lebensfreude, mit fließenden, echten Gefühlen, mit Freude an Sinnlichkeit und Kreativität auf allen Ebenen und mit einer Fähigkeit, tiefe Beziehungen einzugehen. Es wird beeinflusst durch unsere Sexualität und alle damit zusammenhängenden Störungen. Außerdem steuert es das sogenannte „Bauchgefühl“ – jene unbestimmte Art von Intuition, mit der man manchmal spürt, ob man etwas tun oder es besser lassen sollte.

Dem zweiten Chakra ist das Element Wasser zugeordnet – also alles, was fließt. Demzufolge werden auch die Nieren und die Blase von diesem Chakra regiert, außerdem alle Organe und Bereiche des Beckens, die Wirbel des unteren Rückens, die Hüftgelenke, alle Muskeln und Sehnen, die dort liegen, sowie die Sexualorgane und die Funktionsfähigkeit der Sexualität. Die zum zweiten Chakra gehörenden Drüsen sind die Keimdrüsen, die Eierstöcke und Ovarien bei den Frauen sowie bei den Männern die Hoden. Spannungen im zweiten Chakra können also zu Spannungen oder zu Erkrankungen der davon betroffenen Körperbereiche führen.

Das zweite Chakra schwingt in der Farbe Orange und wenn es blockiert ist, dann können auch andere Farben dort vorkommen. Dann sieht es verwaschen oder sogar trüb aus.

Durch seine große Nähe zum ersten Chakra, das in der Farbe Rot schwingt und sich am Schritt und am untersten Ende der Wirbelsäule befindet, kann das zweite Chakra auch durch die Themen des ersten Chakras beeinflusst werden. Dies sind die ursprüngliche Erfahrung des In-der-Welt-Willkommenseins, das Urvertrauen und die primären Instinkte sowie das Gefühl, sicher auf dieser Welt zu sein. Ist das erste Chakra blockiert, dann fühlt man sich in seinem Leben nicht willkommen und auch nicht sicher. Die zum ersten Chakra gehörenden Körperbereiche sind der Dickdarm, die Füße und Beine sowie die Ausscheidung. Die dazugehörenden Drüsen sind die Nebennieren, die „Überlebensdrüsen", die den Kampf- oder Fluchtreflex auslösen, wenn man sich existenziell bedroht fühlt.

„Ich kann mein Leben in vollen Zügen genießen" ist das Motto des zweiten Chakras. Allerdings geht es dabei um echte Lebensfreude – nicht um die aufgesetzte, scheinbare Fröhlichkeit, die man häufig entwickelt, wenn man eigentlich Angst vor tiefen Beziehungen und einem echten Ausdruck seiner Gefühle hat.

Was geschieht, wenn das zweite Chakra blockiert ist?

- Man fühlt sich kraftlos und energielos, ausgelaugt und vorzeitig alt.
- Man kann sein Leben nicht genießen, fühlt sich wie getrieben oder aber immer wieder sehr antriebslos.
- Man leidet unter Schuldgefühlen, Zwängen oder Eifersucht und Neid.
- Die Sexualität ist oft gestört – es gibt sexuelles Desinteresse oder auch einen übersteigerten Sexualtrieb.
- Es kommt zu Erkrankungen wie Blasenentzündungen, Nierenproblemen, Prostata- und Hodenerkrankungen, Potenzstörungen, Erkrankungen der Gebärmutter und der Eierstöcke, Geschlechtskrankheiten.
- Auch Süchte aller Art gehören zum zweiten Chakra, da sie oft eine Sehnsucht ausdrücken, die nicht gelebt werden kann, oder schmerzhafte Emotionen blockieren sollen.
- Man hat Hüftschmerzen, Muskelspannungen und Schmerzen im unteren Rücken.

Was geschieht, wenn auch das erste Chakra blockiert ist?

- Man hat wenig Vertrauen ins Leben und muss sich mit Ersatzmitteln eine Pseudosicherheit holen (Autos, übermäßiger Sport, Geld, Besitz).
- Darmerkrankungen und Hämorrhoiden sind häufig, auch Verstopfung oder Durchfall (man will alles festhalten oder schafft es nicht).

- Es kommt oft zu Ängsten (z. B. Spinnen, enge Räume).
- Es treten allergische Reaktionen und Immunerkrankungen auf, die Ausdruck eines übermäßigen Kampfes gegen „äußere Feinde“ im Körper sind, aber die echte Abwehr schwächen.
- Es kommt zu Schmerzen im unteren Rücken, Ischiasproblemen, Hexenschuss, Bandscheibenvorfall.
- Es kommt zu Zahnproblemen, denn die Zähne sind wie alle Knochen auch dem ersten Chakra zugeordnet.
- Es kommt zu Osteoporose und anderen Knochenerkrankungen.
- Man hat Schmerzen in Füßen, Zehen und Beinen.
- Es kommt zu Blutdruckleiden.
- Man ist empfindlich gegenüber Stress.

Wie können Sie nun herausfinden, ob Sie ein Problem im zweiten (oder ersten) Chakra haben?

Vielleicht haben Sie schon beim Lesen gemerkt: Das bin ja ich! Nehmen Sie nun einfach einen Bleistift und kreuzen Sie alles an, was von der obigen Liste auf Sie zutrifft. Und dann schauen Sie sich die Liste an: Was meinen Sie selbst? Haben Sie ein Problem im zweiten (oder ersten) Chakra? Schon ein einziger Punkt kann darauf hindeuten. Wenn Sie mehrere Punkte angekreuzt haben, können Sie wirklich sicher sein.

Wie können Sie Ihr Chakraproblem heilen?

In vielen Chakra-Büchern wird empfohlen, bestimmte heilende Steine in den Farben der Chakras bei sich zu tragen, bestimmte Düfte zu wählen, die die Schwingung der Chakras aufnehmen, oder bestimmte Affirmationen zu sprechen.

Dies alles ist sehr wirksam, aber nur für Menschen, die dafür schon offen sind und die Wirkungen dieser feinstofflichen Mittel spüren können. Das aber erfordert eine Menge Vorarbeit an sich selbst. Meine eigene Erfahrung ist darum die, dass es am besten ist, diese Themen des zweiten (oder ersten) Chakras überhaupt erst einmal in sich zuzulassen und dann Wege zu suchen, wie man sich genau an diesen Themen entlang weiterentwickeln kann.

Für manche Menschen mag das eine Psychotherapie oder ein Coaching sein, mit deren Hilfe man sich aus krankmachenden Strukturen lösen kann. Für andere kann es der Besuch eines kreativen Kurses sein: Fotografieren, Malen, Gärtnern. Für manche ist es vielleicht das Finden einer Gruppe, in der es um Lebensfreude geht – oder um den Mut, sie wirklich in sein eigenes Leben zu holen. Wirklich einmal eine Zeit lang Elefantenbabys in Afrika zu betreuen, wirklich einmal drei Wochen allein durch Kalifornien zu reisen, das kann unendlich viel verändern – und Ihnen ganz neue Sichtweisen auf Ihr Leben bringen. Manchmal braucht man auch ganz handfest den Mut zu einer Trennung, zu einer neuen Liebe – oder zu einem Tantrakurs.

Yoga kann Sie bei all diesen Bemühungen unterstützen. Denn die Bewegungen und Haltungen, die Atemformen und die Meditationen des Yoga helfen, nicht nur Körperstrukturen, sondern auch das dazugehörende Bewusstsein zu verändern. Das gilt auch für die Arbeit am zweiten Chakra, damit Ihre neue Hüfte eingebettet werden kann in eine fließende, kraftvolle Lebensfreude und Vitalität.

Yoga-Übungsfolge für das zweite Chakra

1

Setzen Sie sich auf Ihren Hocker, richten Sie die Wirbelsäule auf. Legen Sie die Hände auf Ihre Knie, atmen Sie lang und tief. Schließen Sie die Augen, gehen Sie nach innen. Formulieren Sie innerlich Ihre Absicht für dieses Yoga, legen Sie dazu die Handflächen aneinander. Singen oder sprechen Sie das Anfangsmantra, spüren Sie dann einige Atemzüge lang nach. Lassen Sie die Hände auf die Knie sinken. Öffnen Sie die Augen.

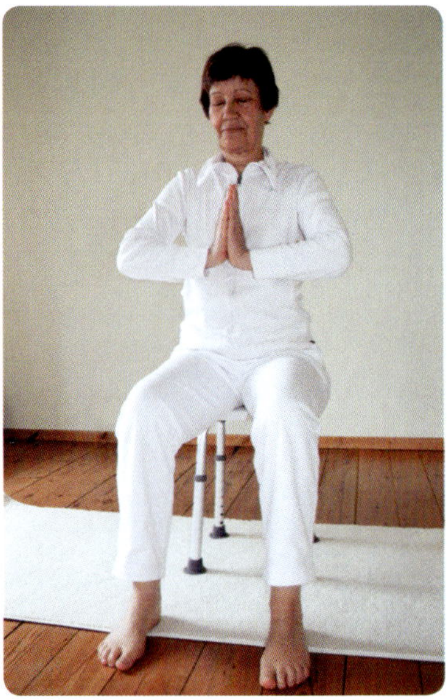

2

Legen Sie sich auf den Rücken, Ihren Hocker vor Ihrem Körper. Legen Sie die Beine bis zum Knie auf den Hocker. Der Rücken bleibt ganz entspannt auf dem Boden liegen. Die Arme sind neben dem Körper. Spüren Sie Ihren Beckenraum, spüren Sie Ihr Gesäß. Atmen Sie lang und tief ins Becken ein und aus.

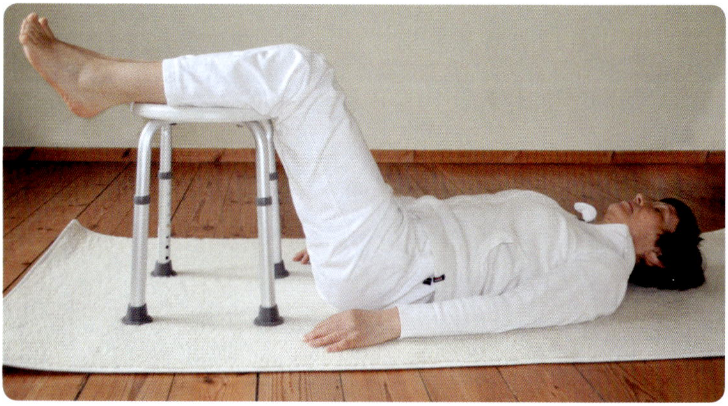

Dauer:

ca. 2 Minuten, kann bis zu 5 Minuten gesteigert werden

Wirkung:

Diese Entspannungsübung entspannt die Muskulatur des Psoas, der Ihr Becken und Ihren Po aufhängt und hält. Ein angespannter Psoas kann zu Haltungsschäden führen, er behindert aber auch Ihre Beweglichkeit im Beckenraum. Wichtig ist, dass Sie die Beine wirklich bis zum Knie auf den Hocker legen, sonst ist die Wirkung der Übung gleich null.

3

Drehen Sie sich in die Bauchlage. Ballen Sie die Hände zu Fäusten und halten Sie die Fäuste in die Leisten. Lassen Sie den Oberkörper auf die Fäuste sinken. Heben Sie nun ein Bein an, so hoch es für Sie geht, ziehen Sie dabei den Beckenboden an, atmen Sie tief ein. Beim Ausatmen das Bein absenken, auf die Faust sinken lassen, den Beckenboden lösen.

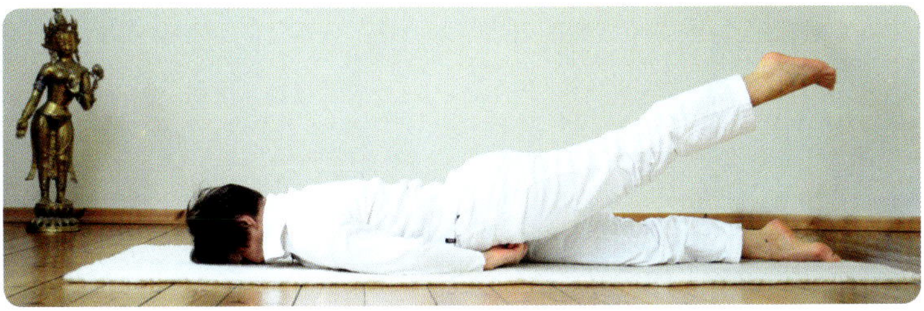

Wiederholen Sie die Übung dann mit dem anderen Bein. Das ist eine Runde.

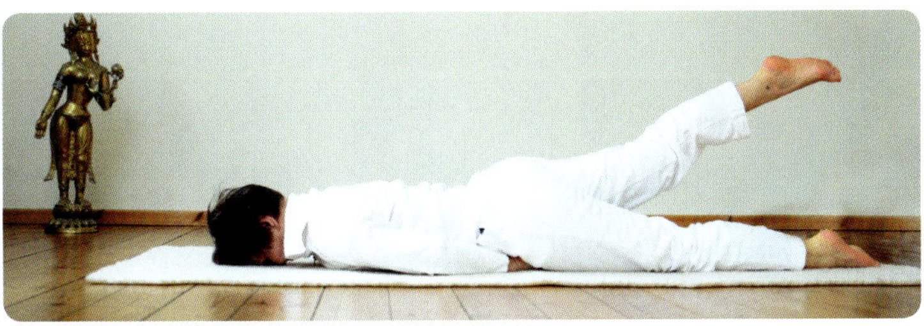

Dauer:

mindestens 5, maximal 12 Runden

Wirkung:

Dies ist eine traditionelle Yogaübung gegen Verspannungen im Unterleib. Sie ist auch gut bei PMS oder anderen Bauchkrämpfen.

4

Bleiben Sie in der Bauchlage, die Stirn auf dem Boden. Die Arme liegen entspannt neben Ihrem Körper. Heben Sie nun aus dieser Position den Po an, so hoch Sie können, lassen Sie ihn dann wieder sinken. Finden Sie Ihren eigenen Rhythmus.

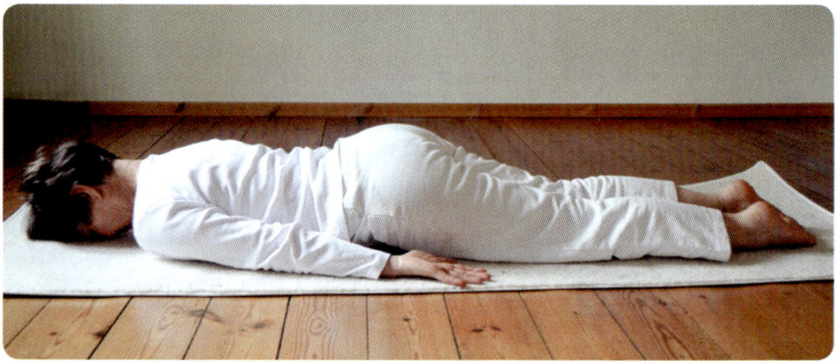

Dauer:

mindestens 1 Minute, maximal 2 Minuten

Wirkung:

Diese Übung entspannt alle Sexualorgane.

5

Liegen Sie auf dem Rücken. Setzen Sie die Füße auf. Nehmen Sie die Arme mit einem Ausatmen weit über den Kopf. Lassen Sie dann mit einem langen und seufzenden Ausatmen die Knie ein wenig auseinanderfallen.

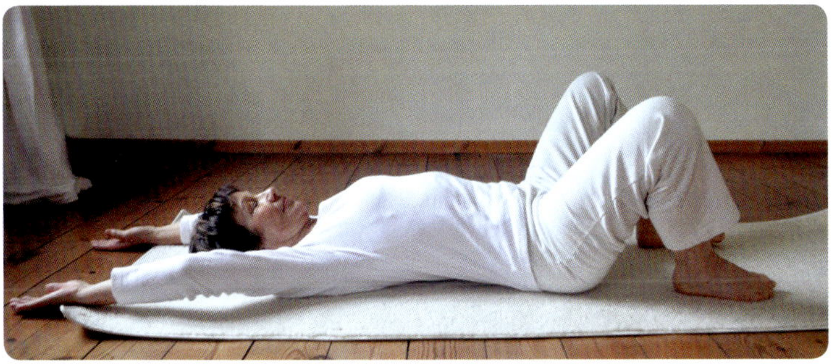

Atmen Sie dann wieder ein, schließen Sie die Beine wieder und führen Sie die Arme in einem Bogen wieder nach unten neben den Körper. Wiederholen Sie diese Sequenz in Verbindung mit dem tiefen Atem.

Dauer:

anfangs maximal 1 Minute, dann, wenn kein Druck in der Hüfte zu spüren ist, längere Zeit üben

Wirkung:

Diese Übung lockert die Muskulatur im Becken und in den inneren Oberschenkeln.

6

Bleiben Sie in der Rückenlage. Heben Sie einatmend ein Bein hoch und gleichzeitig den entgegengesetzten Arm.

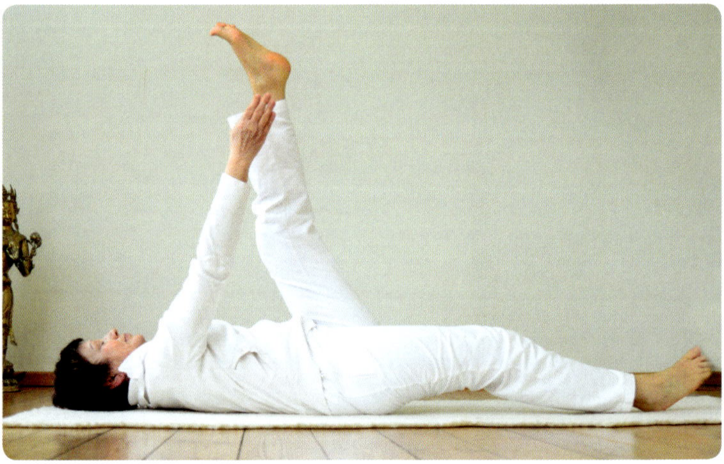

Beim Ausatmen den Arm und das Bein senken. Dann das andere Bein und den anderen Arm beim Einatmen heben, beim Ausatmen absenken. Den Beckenboden lösen. Lassen Sie einen schwingenden Rhythmus entstehen.

Dauer:

Üben Sie so abwechselnd 1 bis 2 Minuten, danach auf dem Rücken liegen und entspannen.

Wirkung:

Diese Übung aktiviert das zweite und dritte Chakra und stärkt die Beckenregion.

7

Bleiben Sie in der Rückenlage. Nehmen Sie die Hände unter den Po, die Handflächen nach unten. Drücken Sie die Ellenbogen in den Boden. Fahren Sie Fahrrad, aber mit einer Pumpbewegung der Beine. Das bedeutet: Ein Bein streckt sich gerade über dem Boden aus, das andere ist angezogen, aber nicht mehr als 90 Grad im Verhältnis zum Oberkörper. Dann wechseln die Beine.

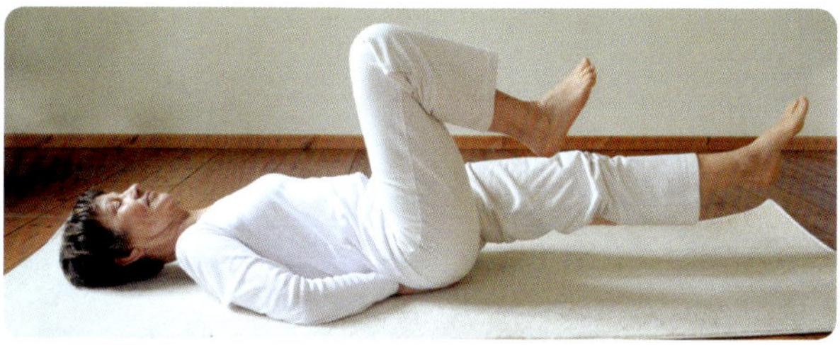

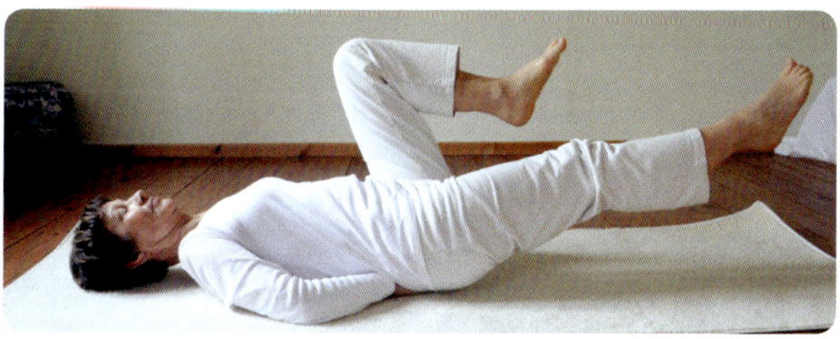

Dauer:

Üben Sie so 1 bis 3 Minuten, dann einatmen und beide Beine senkrecht hochheben, dann ausatmen und in den Knien abknicken, bis die Füße auf dem Boden stehen. Spüren Sie mindestens eine Minute nach.

Wirkung:

Diese Übung stärkt besonders Ihren Beckenraum, öffnet das zweite Chakra und aktiviert gleichzeitig Ihr Kraftzentrum am Nabel.

8

Kommen Sie in den Stand, die Beine hüftbreit auseinander. Machen Sie zuerst nur mit dem Oberkörper und dann mit dem ganzen Körper schwingende Bewegungen, so als ob Sie tanzen würden. Wenn Sie mögen, legen Sie dazu eine rhythmische oder weich fließende Musik auf.

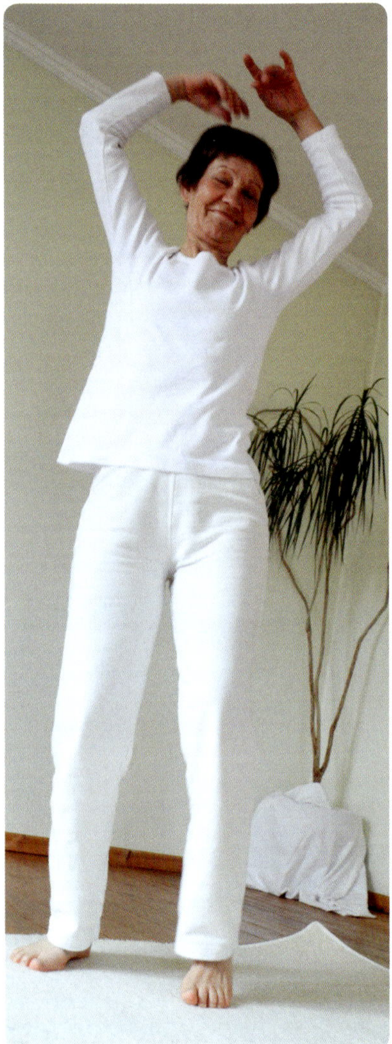

Dauer:

5 Minuten, dann 1 Minute nachspüren

Wirkung:

Sie lassen Spannungen im Beckenraum gehen und können Ihre Lebensfreude spüren.

9

Stehen Sie mit leicht gespreizten Beinen. Neigen Sie sich nach vorn und leicht zur Seite. Lassen Sie auf dieser Seite eine Hand den Oberschenkel entlang so weit nach unten gleiten, wie es Ihnen möglich ist. Legen Sie gleichzeitig Ihre freie Hand auf die andere Hüfte. Schauen Sie nach oben zum Himmel, atmen Sie lang und tief.

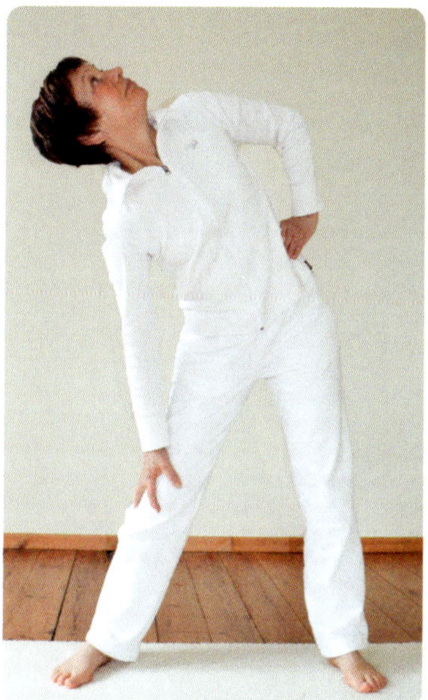

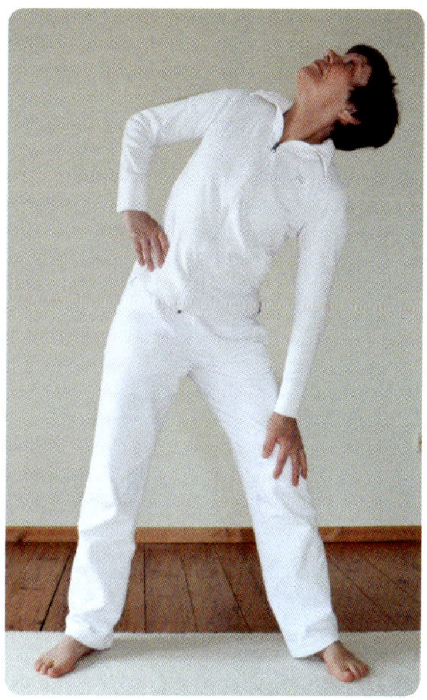

Dauer:

1 bis 2 Minuten, dann langsam aufrichten, nachspüren und auf der anderen Seite wiederholen

Wirkung:

Diese Übung ist eine Vorübung zu **Trikonasana**, der Dreieckhaltung. Sie wird traditionell geübt, um die Lebensfreude anzuregen, und aktiviert stark die Beckenregion. Neigen Sie sich nur so weit zur Seite, wie es Ihnen möglich ist – Ihr Körper lernt von Tag zu Tag.

10

Bleiben Sie im Stand. Winkeln Sie die Arme an und machen Sie Fäuste. Die Daumen sind innen. Heben Sie nun abwechselnd ein Bein mit abgeknicktem Knie kraftvoll an, so hoch Sie können. Gleichzeitig schiebt sich der jeweils entgegengesetzte Arm mit der Faust kraftvoll nach vorn. Öffnen Sie den Mund, atmen Sie kraftvoll durch den geöffneten Mund ein und aus. Geben Sie sich Power mit dem Atem und mit den Fäusten.

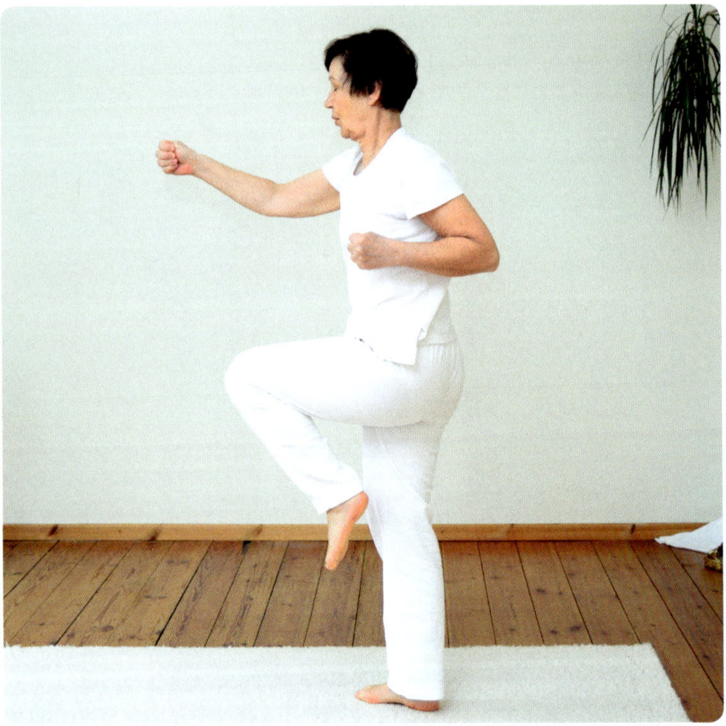

Dauer:

Beginnen Sie mit 30 Sekunden, dann nach und nach steigern auf 2 Minuten. Spüren Sie danach im Stand mindestens eine Minute nach.

Wirkung:

Diese Powerübung, genannt die Lokomotive, stammt von Yogi Dhirendra Brahmachari und aktiviert den Psoas im Po und Beckenraum, löst festgehaltene Spannung im Becken und kräftigt Ihre Haltung. Diese Übung kann auch allein in Form einer Meditation geübt werden. Sie ist besonders wirksam bei sexuellen Traumata.

Tiefenentspannung in Savasana

Legen Sie sich auf den Rücken. Strecken Sie die Beine aus, die Füße sind etwas voneinander entfernt. Die Arme sind an Ihrer Seite, die Handflächen zeigen nach oben. Wenn Sie mögen, dann legen Sie Daumen und Zeigefinger aneinander. Legen Sie unter Ihre Knie ein Polster, wenn Ihnen das guttut, ebenso ein Kissen unter Ihren Kopf, das genau bis an die Schultern reicht.

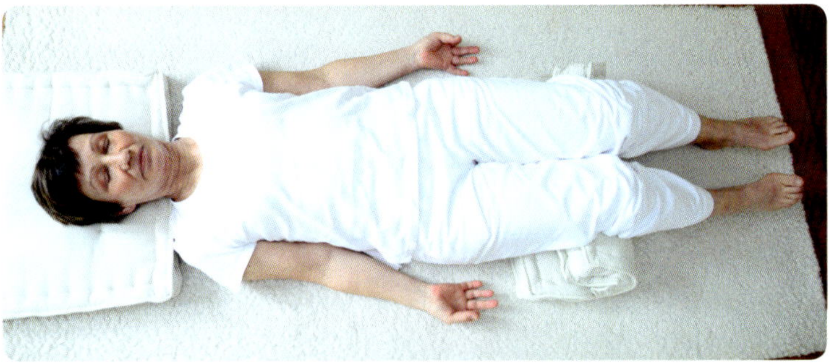

Lassen Sie innerlich alle Spannung gehen, spüren Sie, wie die Energie der Übungen sich vitalisierend in Ihrem ganzen Körper ausbreitet, von den Füßen bis nach oben zum Kopf und in Arme und Hände. Lassen Sie dann vor Ihrem inneren Auge die Farbe Orange erscheinen – ein warmes, leuchtendes Orange, vielleicht in allen Schattierungen, die möglich sind: von einem von Rot durchzogenen satten Orange bis hin zu einem von einem strahlenden, sonnigen Gelb durchzogenen Orange, Farben vielleicht wie bei einem Sonnenuntergang, bei dem der Himmel in allen Schattierungen dieses Orange leuchtet … Und dann bringen Sie dieses Orange in Ihren Körper. Lassen Sie es den ganzen Körper durchfluten und spüren Sie, wo Sie es am meisten brauchen können. Lassen Sie dieses Orange alles heilen, was Heilung braucht, lassen Sie zu, dass Schmerzen und Verspannungen dadurch gelöst werden … Lassen Sie dann zu, dass das Orange sich in Ihrem Becken ausbreitet, wie eine warme Flüssigkeit, die das ganze Becken wie in einer Schale erfüllt. Spüren Sie die Wärme des Orange in Ihrem Becken, lösen Sie alle Spannungen und alte Verletzungen damit auf …

Ruhen Sie einige Zeit in dieser Wärme und lösenden Kraft des Orange. Kommen Sie dann wieder zurück und setzen Sie sich langsam auf.

Meditation für das zweite Chakra

Setzen Sie sich dann auf Ihren Hocker oder auf Ihr Kissen auf dem Boden. Legen Sie die Ellenbogen an die Rippenbögen. Heben Sie die Unterarme schräg nach oben, die Hände sind in **Gyan Mudra**, das bedeutet, Daumen und Zeigefinger berühren sich. Die Handflächen zeigen schräg zum Körper etwa auf Höhe Ihres Brustbeins.

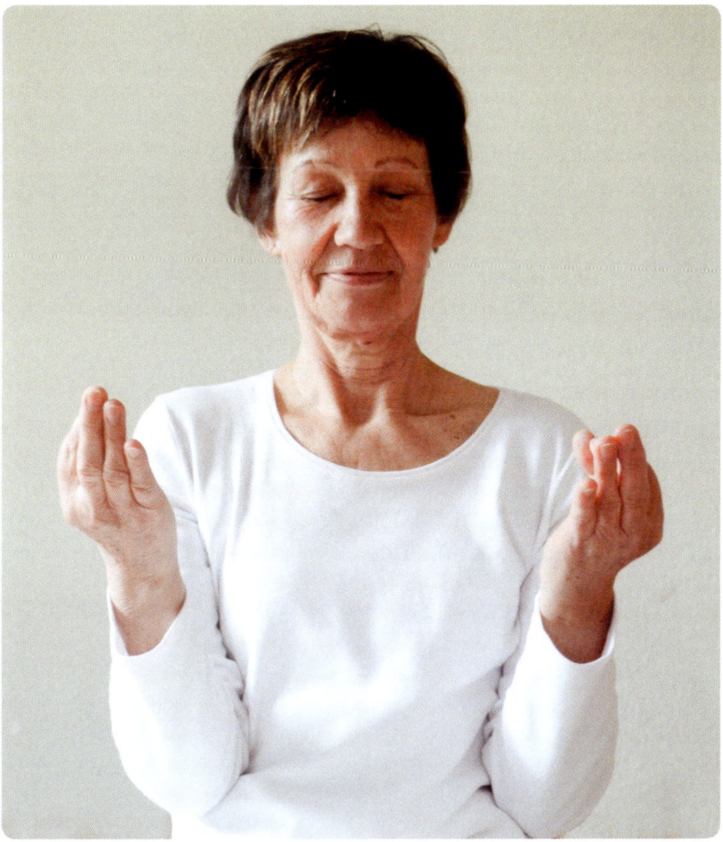

Singen oder chanten Sie nun in einer monotonen Tonfolge das folgende Mantra:

SAT NARAYAN
HARI NARAYAN
HARI NARAYAN
HARI HARI

Das Mantra bedeutet:

SAT NARAYAN	=	die wahre Unterstützung
HARI NARAYAN	=	die kreative Unterstützung für meine Schöpfungskraft
HARI HARI	=	die göttliche Kraft in mir

Singen oder chanten Sie dieses Mantra 3 bis 11 Minuten lang. Stellen Sie sich dabei vor, wie Sie alles loslassen, was Ihnen in Ihrem Leben an Schlimmem widerfahren ist. Damit befreien Sie Ihr wahres Wesen (**SAT**), das göttlich ist (**HARI**). Diese Meditation erweckt zudem das Element Wasser in Ihnen, sodass alles ins Fließen kommt, was durch Spannung blockiert ist.

Am Ende der Meditation nehmen Sie die Hände mit einem tiefen Atemzug nach unten auf die Knie oder Oberschenkel. Legen Sie erneut die Daumen und Zeigefinger zusammen.

Chanten Sie nun, ebenfalls in einem monotonen Sprechgesang:

WHAHE GURU

Das Mantra bedeutet: Oh, wie groß ist die Kraft, die mich gesunden lässt, die mich aus meinem inneren Dunkel ins Licht führt.

Singen oder chanten Sie dieses Mantra 3 Minuten lang.

Dann spüren Sie einige Zeit nach – so lange, wie es für Sie richtig erscheint. Danken Sie innerlich der Kraft, die Sie gesunden lässt. Schließen Sie die Meditation mit aneinandergelegten Händen und einem dreimaligen **SAT NAM** (siehe Kapitel 1).

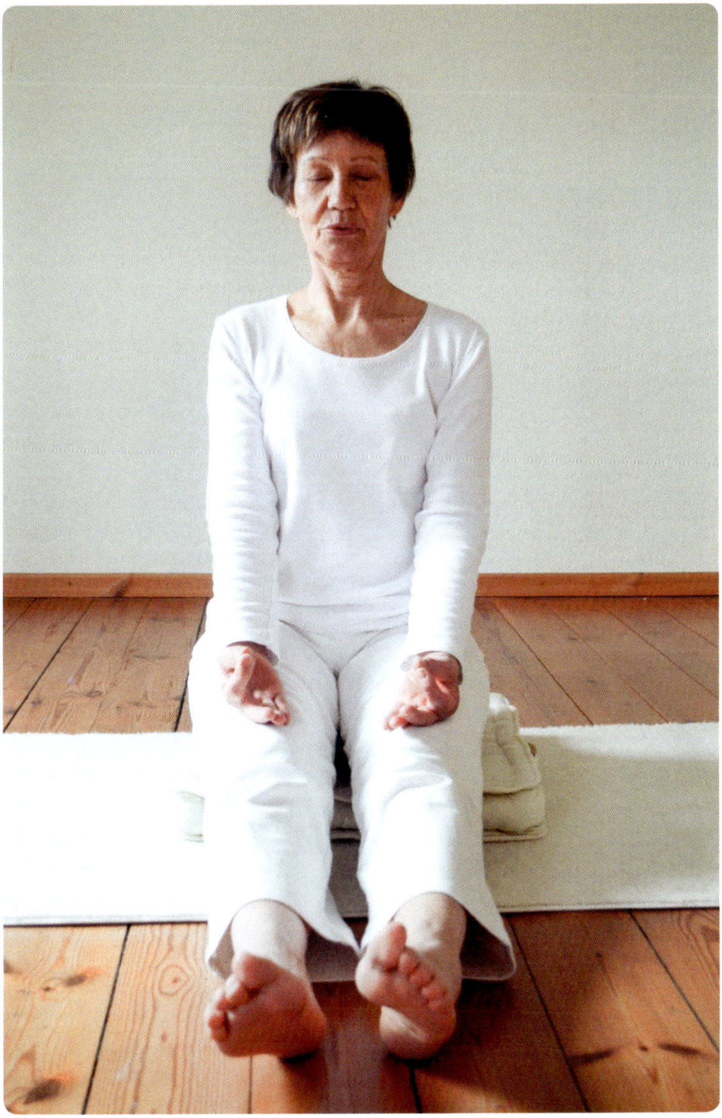

KAPITEL 7

Phase 5: Wie Sie sich den Schneidersitz (zurück)erobern

Nie wieder Lotussitz?

Der Schneidersitz auf dem Boden ist eine der wichtigsten und grundlegenden Yogahaltungen. Egal ob Sie dabei in der „Einfachen Haltung“ (mit gekreuzten Beinen), im halben Lotussitz (mit einem Fuß auf einem Oberschenkel) oder im vollen Lotussitz (mit beiden Füßen auf beiden Oberschenkeln) sitzen: Der Schneidersitz öffnet Ihr Becken und Ihre Hüften. Er verhindert, dass die in anderen Körperregionen aktivierte Energie wieder durch den Schritt aus Ihrem Körper strömt. Er sorgt für einen sicheren Halt im ganzen Körper. Er hilft auch Ihrer Wirbelsäule, sich gut aufzurichten und aufgerichtet zu bleiben.

Und: Er ist genau das, was Sie nach einer Hüftoperation nicht mehr dürfen – wenigstens ein Jahr lang!

Jedenfalls sagt man Ihnen das. Wenn Sie Ihren Körper nicht gut vorbereiten und stattdessen versuchen, Ihr Becken in den Schneidersitz zu zwingen, dann laufen Sie wirklich Gefahr, dass Ihre neue Hüfte Schaden nimmt. Das sollten Sie also keinesfalls tun – selbst wenn Sie sonst sehr beweglich sind. In jedem Fall sollten Sie bei allen folgenden Übungen und Hilfestellungen immer ein Grundprinzip anwenden: Ihre Knie sollten immer tiefer sein als Ihre Hüfte!

Wie Sie vom Hocker auf den Boden kommen, das haben Sie inzwischen schon gelernt, auch wie Sie mit dem angewinkelten nicht operierten Bein und ausgestreckten operierten Bein gut auf einem Kissen sitzen können, sodass Ihre Wirbelsäule sich aufrichten kann. Damit können Sie schon viele Übungen im Sitzen machen. Aber das ist natürlich noch lange kein Schneidersitz.

Dazu brauchen Sie etwas mehr Übung, damit die Muskulatur rund um Ihre neue Hüfte sich so aufbaut, dass Sie auch das operierte Bein einziehen können, sodass der Schneidersitz in erreichbare Nähe rückt. Erlauben Sie sich, sich dafür Zeit zu lassen! Jeden Tag lernt Ihr Körper dazu – und selbst wenn es Monate dauert, haben Sie immer noch unendlich viele schöne Yogatage (und immer mehr Beweglichkeit) vor sich.

WICHTIG: Sie sollten mit den folgenden Übungen erst beginnen, wenn Ihr Physiotherapeut Ihnen grünes Licht dafür gibt (meist frühestens ein halbes Jahr nach der Operation).

Yoga-Übungsfolge zur Förderung des Sitzens im Schneidersitz

Für eine Übung dieser Übungsfolge benötigen Sie ein Theraband in Ihrer Stärke (rot, gelb oder blau). Bitte legen Sie es für sich bereit.

1

Sufikreisen: Sitzen Sie auf Ihrem Kissen, das operierte Bein lang ausgestreckt, das nicht operierte Bein eingezogen, sodass der Fuß gegen die Innenseite des operierten Beins drückt und so eine feste Haltung ergibt.

Halten Sie die Hände in der Meditationshaltung **Gyan Mudra** auf Ihren Knien. Kreisen Sie Ihren Oberkörper sehr vorsichtig gegen den Uhrzeigersinn. Versuchen Sie, das Kreisen schraubend aus dem mittleren Rücken kommen zu lassen, nicht so sehr aus den Schultern. Es geht also nicht um ein weites Kreisen, sondern um eine zunehmende Beweglichkeit Ihres Beckenraums. Nehmen Sie die Hüfte beim Kreisen etwas mit. Atmen Sie möglichst lang und tief, atmen Sie ein, wenn Ihr Oberkörper nach vorn kreist, und aus, wenn Ihr Oberkörper nach hinten kreist.

Dauer:

Kreisen Sie 10 Atemzüge lang gegen den Uhrzeigersinn, wechseln Sie dann die Richtung und kreisen Sie 10 Atemzüge lang im Uhrzeigersinn. Danach nachspüren.

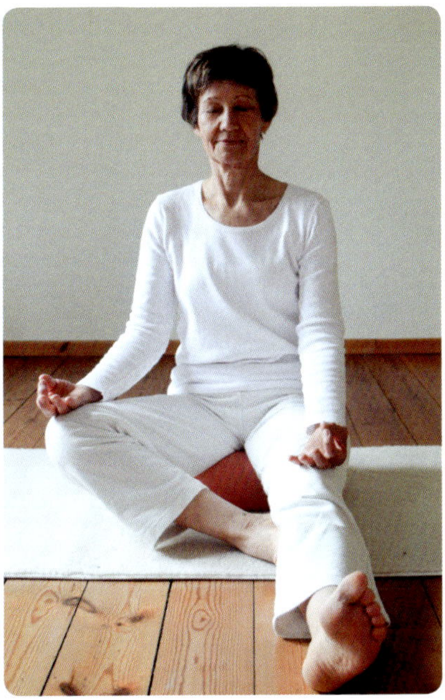

Wirkung:

Sie bauen Muskulatur im unteren Rücken auf und lockern gleichzeitig Spannungen, die Sie im Hüftbereich festhalten.

2

Strecken Sie beide Beine nach vorn aus, stützen Sie sich mit den Händen hinter Ihren Hüften ab. Schieben Sie beim Einatmen die Zehen von sich weg. Ausatmen, die Fußrichtung wechseln: Ziehen Sie die Füße nun zu sich heran. Wichtig: Lassen Sie dabei das gesamte Bein bis in die Hüfte mitgehen! Es ergibt sich ein leichtes Vor- und Zurückschieben der Hüfte und des gesamten Beins.

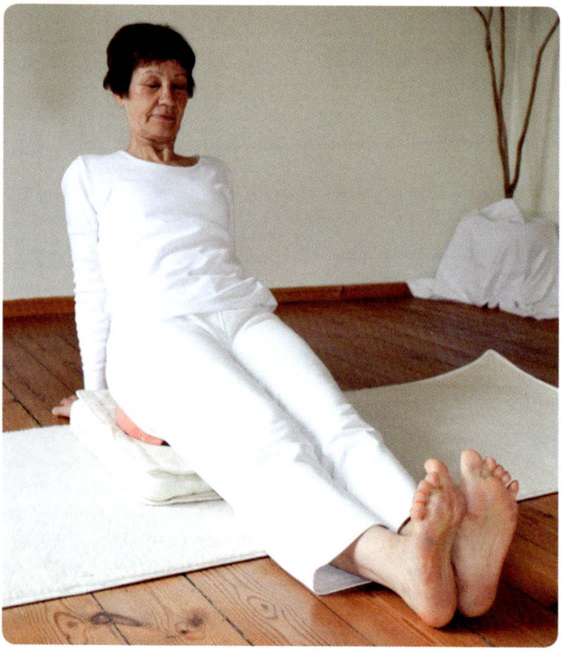

Dauer:

10 Atemzüge lang, dann gut nachspüren

Wirkung:

Die Hüfte wird beweglicher, gleichzeitig entspannen sich Beine und unterer Rücken.

3

Nehmen Sie Ihren Hocker und stellen Sie sich etwa mit einem Meter Abstand dahinter. Greifen Sie den Hocker mit beiden Händen, beugen Sie mit geradem Rücken Ihren Oberkörper nach unten. Atmen Sie dabei tief aus.

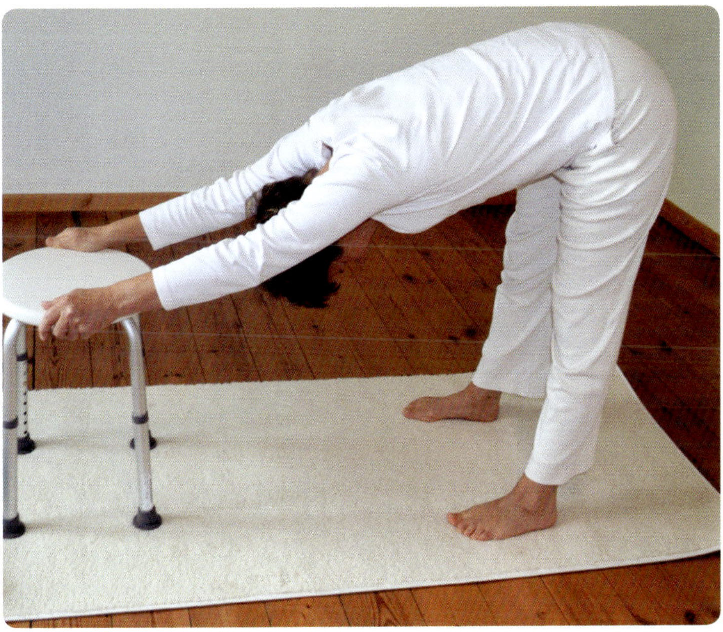

Heben Sie dann den Kopf langsam hoch, schieben Sie den Po nach vorn und kommen Sie auf die Zehenspitzen. Atmen Sie dabei tief ein.

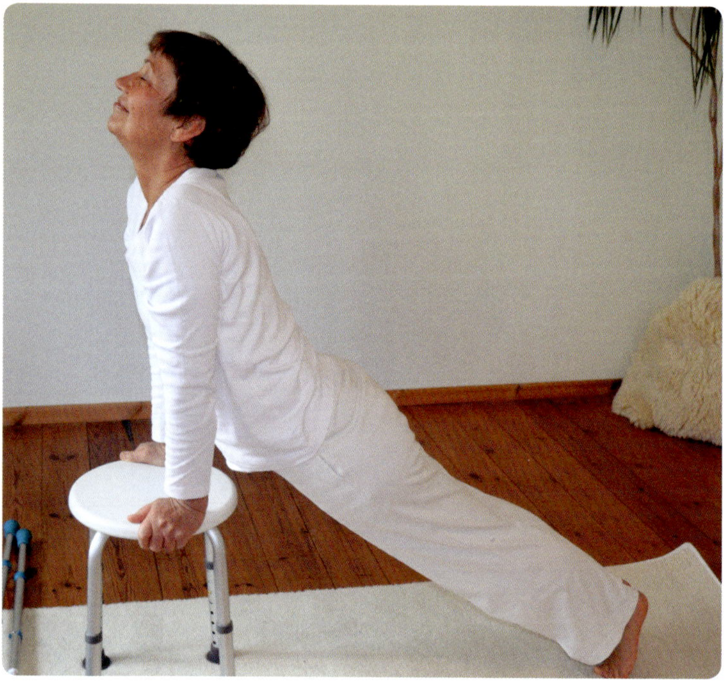

Wechseln Sie zwischen den beiden Richtungen immer wieder hin und her.

Dauer:

Üben Sie so ca. 2 Minuten. Kommen Sie dann langsam in den Stand und spüren Sie gut nach.

Wirkung:

Sie machen mit dieser Übung Ihr Becken und Ihre Wirbelsäule gelenkig und bauen Kraft in Ihren Armen auf.

4

Liegen Sie auf dem Rücken. Legen Sie die Hände unter Ihren Nacken, die Ellenbogen, wenn möglich, auf den Boden. Setzen Sie einen Fuß auf das gegenüberliegende Knie. Schaukeln Sie dieses Knie ganz sanft hin und her, von rechts nach links.

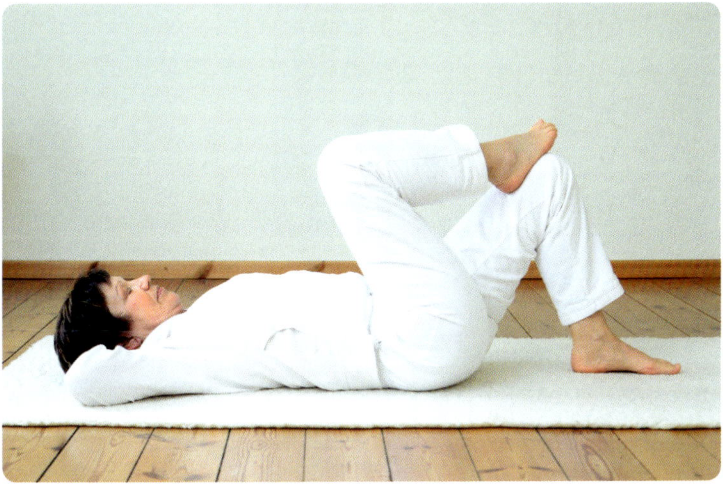

Dauer:

ca. 6-mal, dann die Seite wechseln

Wirkung:

Sie dehnen auf ganz sanfte Weise Ihr Becken. Die Übung ist sehr entspannend, wenn Sie sie wirklich sanft machen.

5

Kommen Sie nun auf Hände und Knie. Die Knie sind hüftbreit auseinander, die Hände unter den Schultern aufgestützt. Der Kopf verlängert die Wirbelsäule. Atmen Sie in dieser Haltung tief ein und drehen Sie ausatmend den Kopf über eine Schulter nach hinten. Gleichzeitig bewegen Sie Po und Becken in die Gegenrichtung (das passiert automatisch, aber lassen Sie dafür das Becken locker).

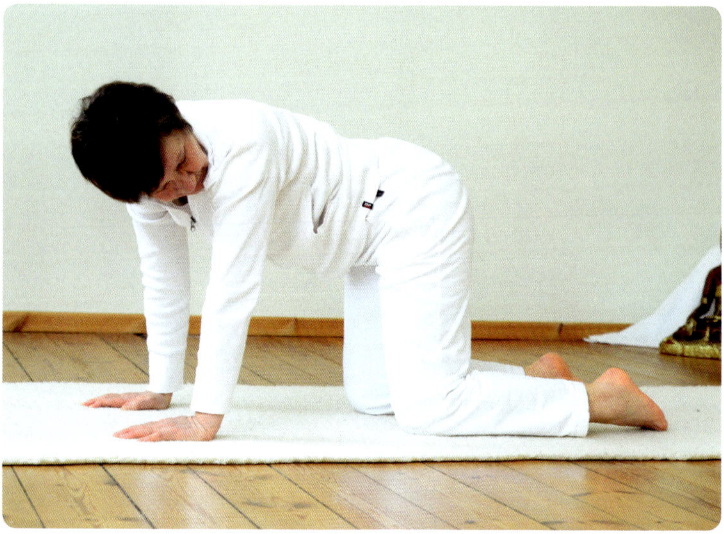

Kommen Sie dann mit dem nächsten Einatmen wieder in die Mitte, heben Sie den Kopf an und drehen Sie mit dem nächsten Ausatmen den Kopf über die andere Schulter. Das ist eine Runde.

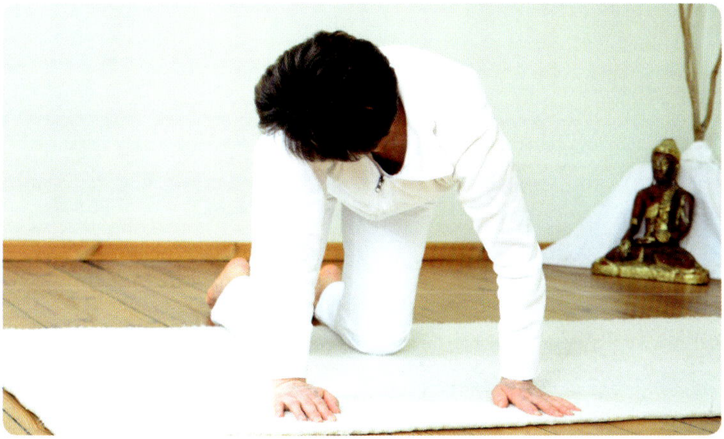

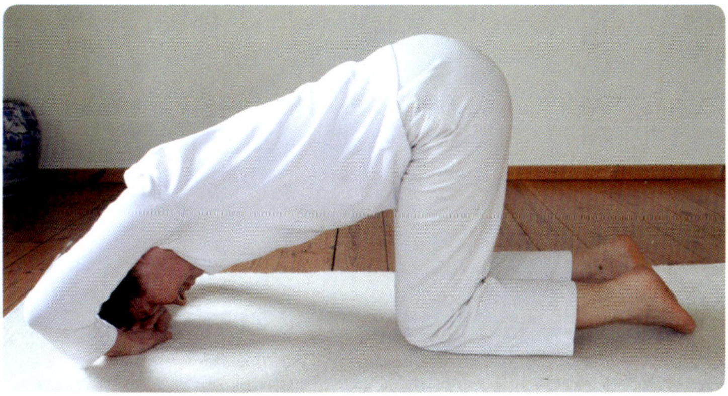

Dauer:

6 bis 10 Runden, danach den Po nach hinten in Richtung Fersen schieben, aber hochhalten, die Hände vor dem Gesicht auf dem Boden übereinanderlegen und die Stirn auf die Hände auflegen. In dieser Haltung 1 bis 3 Minuten entspannen.

Wirkung:

Die erste Übung lockert und entspannt Wirbelsäule und Becken. Die Entspannung ist eine sanfte Umkehrhaltung, eine Vorübung zum Kopfstand, mit der Sie innerliche Ruhe in sich erzeugen können.

6

Kommen Sie nun in die Rückenlage. Setzen Sie die Füße nahe Ihrem Po auf. Die Beine liegen nebeneinander. Legen Sie die Arme neben Ihren Körper, die Handflächen zeigen nach unten. Heben Sie nun die Arme hoch und legen Sie sie dann hinter Ihrem Kopf ab. Gleichzeitig lassen Sie die Knie etwas auseinanderfallen und heben die Hüften ganz minimal (!) an.

Achtung: Öffnen Sie die Knie nur so weit, wie Ihr Körper dies gut verkraftet. Es sollte in keinem Fall wehtun. Ein ganz leichter Druck ist in Ordnung, keinesfalls mehr. Beginnen Sie wirklich mit einem oder zwei Zentimetern, am nächsten Tag vielleicht ein wenig mehr.

Beim Ausatmen schließen Sie die Knie wieder, die Füße stehen auf dem Boden, die Arme kommen zurück neben den Körper, die Handflächen nach unten. Das ist eine Runde.

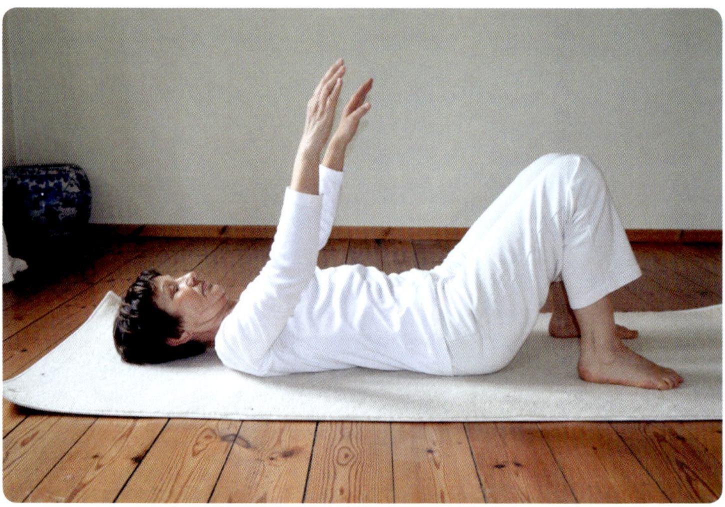

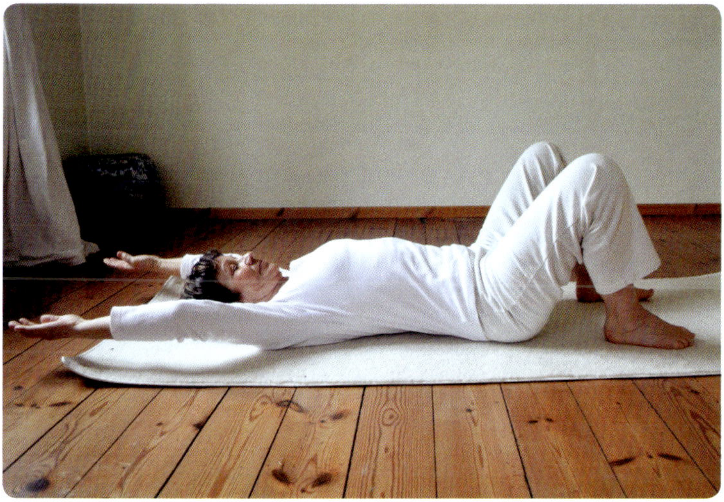

Dauer:
3 bis 6 Runden, danach die Beine strecken und nachspüren

Wirkung:
Diese Übung öffnet Ihr Becken und baut dabei durch das Anheben des Beckens die Beckenmuskulatur auf, sodass Sie leichter im Schneidersitz sitzen können. Spannen Sie beim Einatmen den Beckenboden an, beim Ausatmen lösen.

7

Bleiben Sie in der Rückenlage. Nehmen Sie ein Theraband um den Mittelfuß des linken Fußes und heben Sie dieses Bein mithilfe des Therabandes senkrecht nach oben. Halten Sie das Theraband mit der linken Hand gut fest. Strecken Sie den freien Arm auf Schulterhöhe und am Boden liegend zur Seite aus. Atmen Sie in dieser Haltung bewusst tief ein, lassen Sie Ihr Bein mit dem Theraband beim Ausatmen leicht nach außen sinken. Halten Sie das Theraband dabei gut fest.

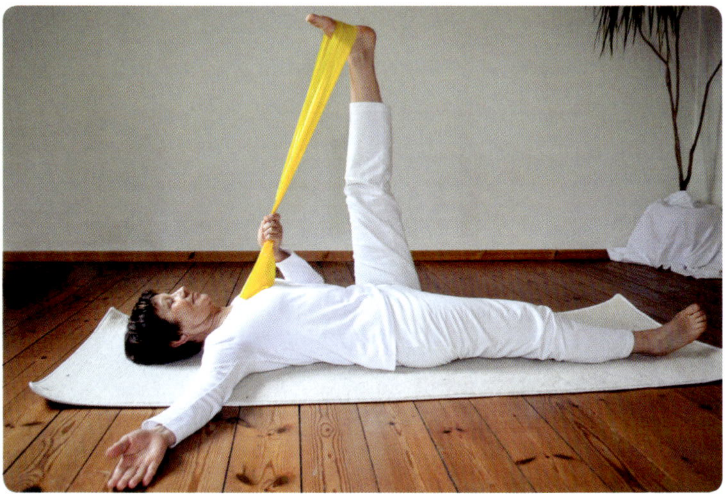

Einatmend heben Sie das Bein wieder hoch und ziehen dabei am Band, sodass Sie Hilfe haben. Lassen Sie diese Hilfe nach und nach weniger werden.

Dauer:

Üben Sie so 5 Atemzüge, danach die Seite wechseln und erneut 5 Atemzüge üben. Dann das Band zur Seite legen, die Füße aufsetzen und nachspüren.

Wirkung:

Die Übung öffnet und dehnt die Hüfte auf sanfte Weise. Wenn Sie nach und nach die Hilfe des Therabandes lockern, stärken Sie intensiv die Muskeln des inneren Oberschenkels.

8

Kommen Sie dann in den Stand. Verschränken Sie Ihre Hände hinter dem Rücken, drücken Sie die Hände tief. Neigen Sie den Kopf nach hinten, heben Sie das Brustbein. Nehmen Sie einige tiefe Atemzüge in dieser Haltung.

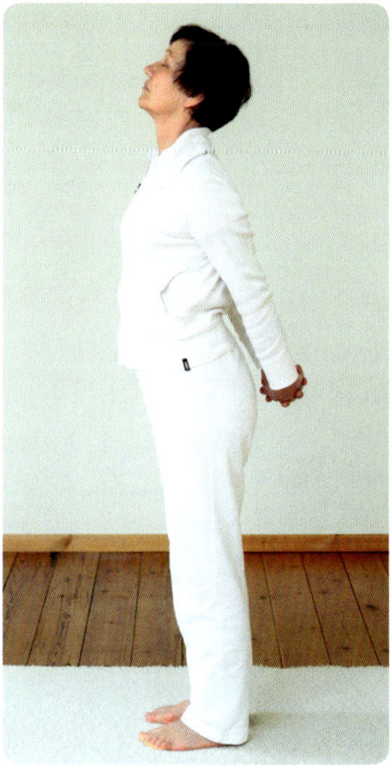

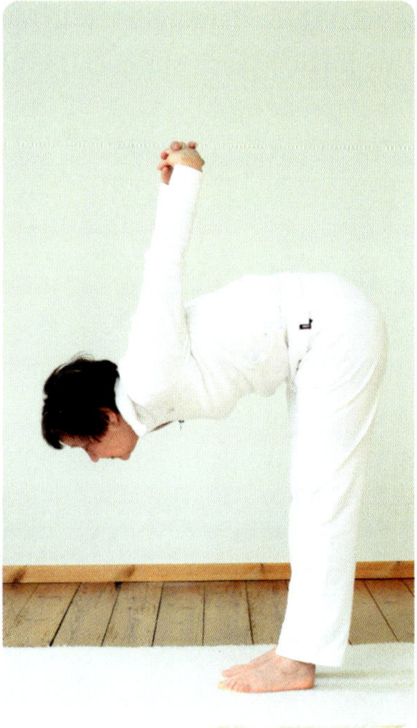

Dann neigen Sie sich einatmend aus dem unteren Rücken nach vorn, bis Ihr Oberkörper parallel zum Boden ist. Heben Sie die Hände im Rücken so hoch wie möglich an. Halten Sie den Kopf aufrecht. Spüren Sie die sanfte Dehnung zwischen den Schulterblättern und in Ihren Oberschenkeln. Atmen Sie lang und tief.

Richten Sie sich mit einem Ausatmen wieder auf.

Dauer:
3- bis 5-mal wiederholen, dann aufrichten und nachspüren

Wirkung:
Diese Übung kräftigt Ihr Gleichgewicht und dehnt die Muskulatur im Psoas und in den hinteren Oberschenkeln. Sie schenkt Ihnen auch einen sicheren Stand. Durch die Atmung wird die Übung sehr leicht, sodass Sie ein Gefühl von Freiheit und Unbeschwertheit bekommen.

9

Bleiben Sie im Stand. Die Beine sind hüftbreit aufgestellt. Neigen Sie den Oberkörper mit möglichst geradem Rücken, bis Sie einen Winkel von etwa 30 Grad erreicht haben. Schieben Sie den Po nach hinten, bis Beine und Oberkörper genau einen 90-Grad-Winkel bilden. Heben Sie die Arme weit nach hinten, strecken Sie Hände und Finger nach hinten weg. Der Kopf ist angehoben. Sie haben eine Haltung wie ein Vogel, der zum Fliegen ansetzt. Atmen Sie nun tief ein und atmen Sie dann im Feueratem kraftvoll durch den Nabelpunkt ein und aus.

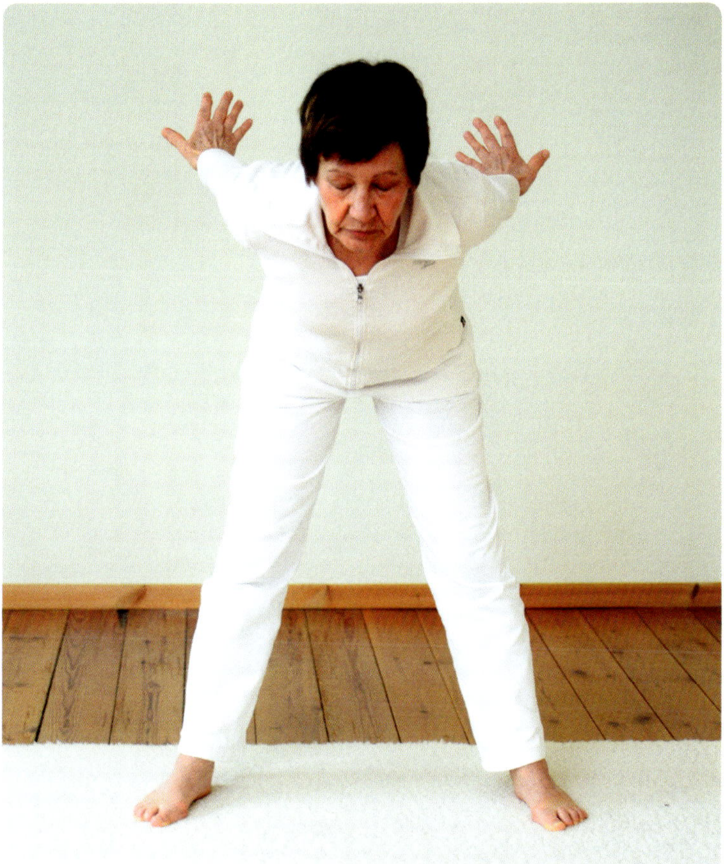

Dauer:

Üben Sie so 1 bis 3 Minuten, dann einatmen und alle Muskeln anspannen, ausatmend lösen und langsam aufrichten. Spüren Sie im Stand nach.

Wirkung:

Die Übung kräftigt stark Ihre Oberschenkelmuskeln und Ihre gesamte Bauchmuskulatur. Sie bekommen ein Bewusstsein für Ihren gesamten Beckenraum, der durch die Atemform sehr stark aktiviert wird.

10

Kommen Sie auf den Boden, strecken Sie die Beine nach vorn aus. Nehmen Sie um jeden Fuß ein kurzes Yogaband, spreizen Sie dann die Beine leicht. Atmen Sie in der Mitte ein und neigen Sie sich mit dem Ausatmen mit möglichst geradem Rücken leicht zu einem Knie.

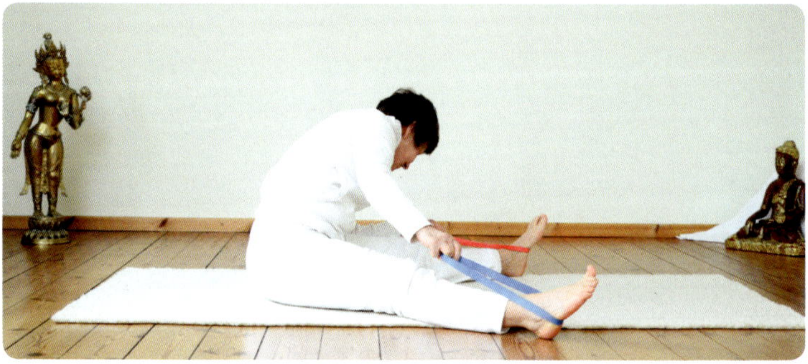

Richten Sie sich wieder auf, halten Sie in der Mitte den Rücken ganz gerade und neigen Sie sich dann leicht zum anderen Knie hinunter. Das ist eine Runde.

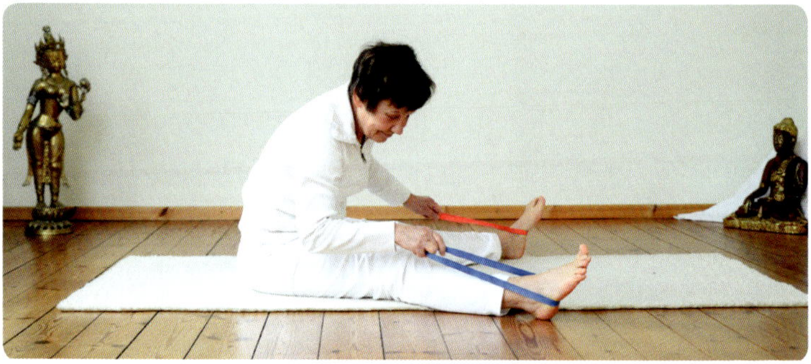

Dauer:

6 bis 10 Runden

Wirkung:

Sie spreizen ganz sanft Ihr Becken und dehnen die Sehnen und Bänder.

11

Bleiben Sie mit ausgestreckten Beinen sitzen. Legen Sie jetzt das Yogaband doppelt um beide Füße. Atmen Sie tief ein und neigen Sie sich mit geradem Rücken, am Band ziehend, ganz leicht nach vorn. Bleiben Sie vorn, atmen Sie lang und tief. Konzentrieren Sie sich am Augenbrauenpunkt. Strecken Sie die Beine, halten Sie das Band. Das Kinn bleibt leicht eingezogen.

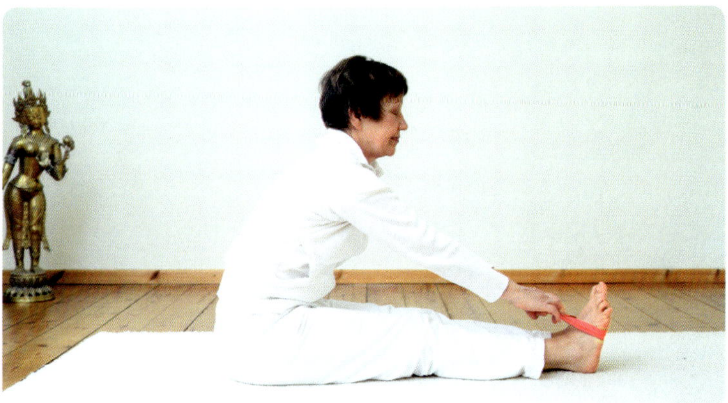

Dauer:

1 bis 3 Minuten

Wirkung:

Diese Haltung ist eine Variante von **Maha-Mudra**, dem Siegel des Yoga. Es bringt Sie sehr tief nach innen und „versiegelt" die bisherigen Übungen.

Tiefenentspannung in Savasana

Die folgende Tiefenentspannung arbeitet mit dem Prinzip, dass auch mentale Vorstellungen körperliche Veränderungen hervorrufen können.

Legen Sie sich auf den Rücken, die Füße aufgesetzt oder die Beine gestreckt. Legen Sie ein Kissen unter Ihren Kopf, es sollte an den Schultern enden, sodass nur der Nacken abgepolstert ist. Die Arme sind neben dem Körper, die Handflächen zeigen nach oben, die Daumen und Zeigefinger liegen, wenn Sie mögen, aneinander.

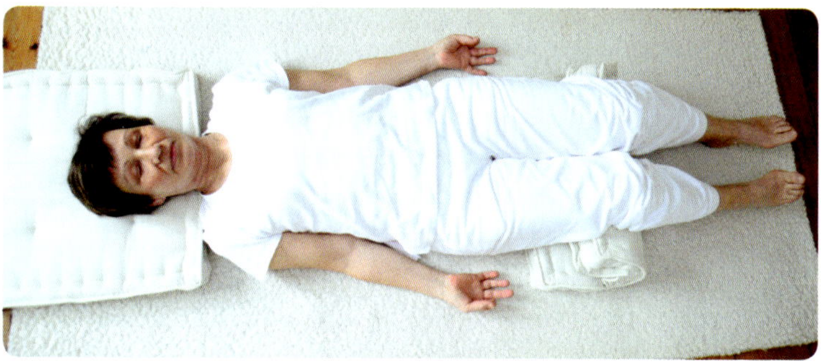

Atmen Sie lang und tief ein und aus. Spüren Sie Ihre Hüftregion, senden Sie den Atem vor allem dorthin, lösen Sie Spannungen mit dem Atem auf. Lassen Sie sich gleichsam in den Boden sinken.

Stellen Sie sich nun vor, Sie sind an einem Strand. Die Sonne scheint warm und Sie spüren unter Ihren Füßen den warmen Sand. Sie schauen aufs Meer hinaus, die Wellen plätschern sanft auf den Meeresstrand. Sie bekommen Lust, sich in den Sand zu setzen, und finden eine passende Stelle, an der Sie sich gut niederlassen können. Sie setzen sich hin und genießen die Stille und die Ruhe … Sie atmen friedlich und ruhig. Es ist, als ob dieser Ort sich in einen wundersamen Platz verwandelt, an dem Sie noch nie waren. Und dann, ganz plötzlich, merken Sie, wie sich auch Ihr Körper an diesem Platz verwandelt. Alle Schmerzen, alle körperlichen Einschränkungen sind urplötzlich verschwunden. Wie von allein biegt und beugt sich Ihr Körper und Sie spüren, wie Sie plötzlich ganz gerade im Lotussitz auf dem Sand sitzen. Es ist, als wären Sie plötzlich selbst ein Buddha geworden – Sie sitzen ganz aufrecht, ganz still, im Schneidersitz mit gerader Wirbelsäule und Ihre Hände formen beinahe von selbst eine Meditationshaltung, die Sie noch nie eingenommen haben … Von irgendwoher scheint ein leiser Windhauch zu kommen und Sie spüren, mehr als dass Sie hören, den Laut **OM** im Wind. Er scheint gleichsam durch Sie hindurchzufließen, weich und sanft. Ihr ganzer Körper reagiert, er nimmt diese Schwingung auf und lässt sie durch sich hindurchströmen. Eine wundervolle Energie durchströmt Sie und Sie sitzen ganz entspannt und erfüllt auf Ihrem Platz, mühelos und ruhig atmend. Es ist, als ob die Zeit stehenbleibt. Alles i s t einfach, und auch Sie s i n d.

Sie ruhen in dieser Meditation so lange, wie Sie möchten – mindestens fünf Minuten lang. Und dann, wenn es sich richtig anfühlt, beginnt Ihr Körper sich wieder zu bewegen. Sie dehnen sich und recken sich, Sie stehen auf und kehren hierher zurück, wo Ihr physischer Körper auf Sie wartet.

Sie kehren in diesen Raum und in Ihren Körper zurück – und Sie bringen alles mit, was Sie erlebt haben. Sie dehnen sich auch in Ihrem physischen Körper, Sie atmen tief und frei ein und aus und kommen dann zum Sitzen zur abschließenden Meditation.

Achtsamkeitsmeditation für den Schneidersitz

Setzen Sie sich auf den Boden, auf ein oder mehrere Meditationskissen. Das operierte Bein ist ausgestreckt, das nicht operierte Bein ist angewinkelt und liegt mit dem Fuß an der Innenseite des operierten Beins. Schieben Sie nun mit den Händen das nicht operierte Bein mit dem Knie vorsichtig unter dem operierten Bein hindurch in Richtung auf die operierte Hüfte, das Knie bleibt angewinkelt.

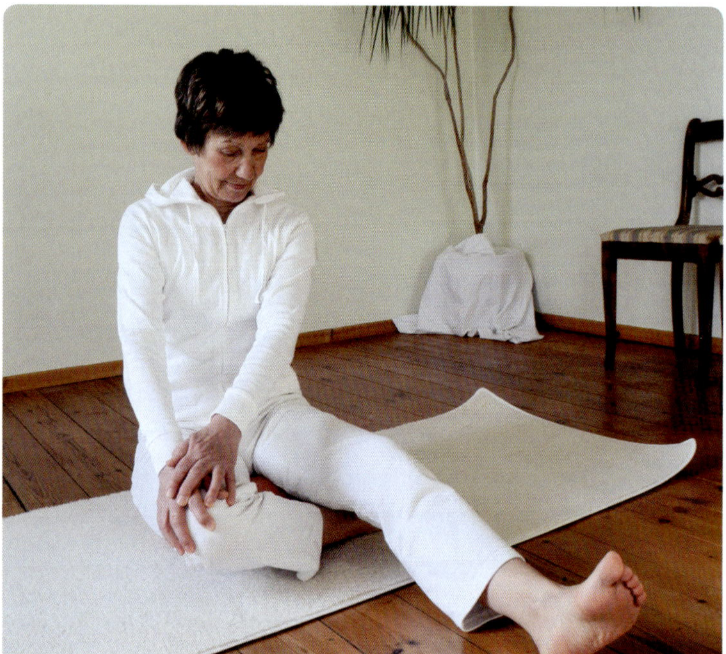

Das nicht operierte Bein schiebt sich so mit dem Fuß unter das operierte Bein. Schieben Sie einen weichen Block unter das angewinkelte Knie.

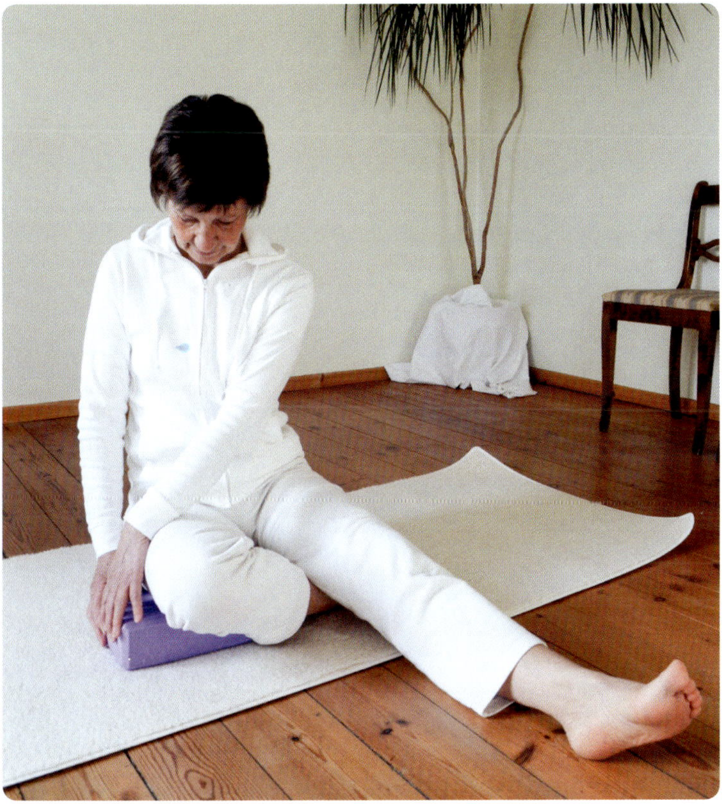

Winkeln Sie nun vorsichtig das operierte Bein im Knie an. **Wichtig:** nur im Knie, der Oberschenkel bleibt ganz gerade! Winkeln Sie das Bein nur so weit an, wie es Ihnen angenehm ist! Der Fuß des operierten Beins liegt jetzt vor dem Knie des nicht operierten Beins. Schieben Sie nun auch unter das operierte Bein auf Kniehöhe einen Schaumstoffblock.

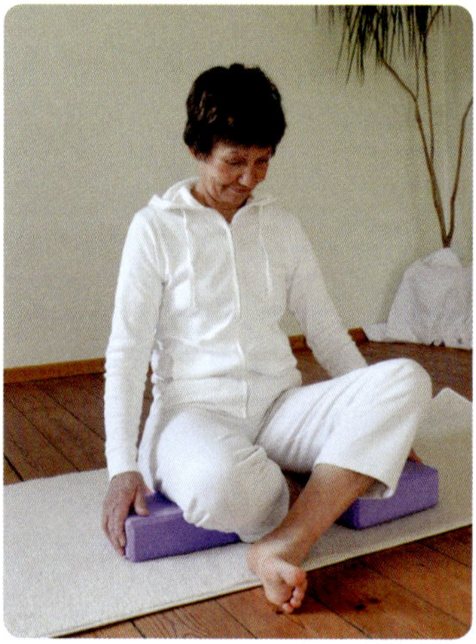

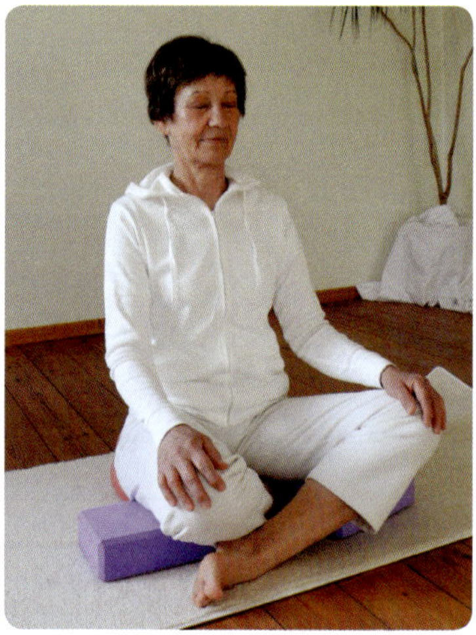

Glückwunsch! Sie sitzen nun im Schneidersitz! Bleiben Sie in diesem Sitz sitzen, so lange Sie mögen und können, anfangs vielleicht nur 20 bis 30 Sekunden. Legen Sie die Hände offen auf die Knie, schließen Sie die Augen, atmen Sie lang und tief. Danken Sie Ihrem Körper. Jeden Tag werden Sie einige Sekunden länger so sitzen können.

KAPITEL 8

Phase 6: Ihr neuer Sonnengruß

Ihr neuer Sonnengruß: Vitalität für alle Zellen

Der Sonnengruß (**Surya Namaskar**) ist eine der schönsten Aufwärmfolgen, die man als Yogapraktizierender üben kann. Mit einer operierten Hüfte jedoch sind einige der vorgesehenen Übungen des Sonnengrußes leider nicht mehr möglich – zumindest nicht im ersten Jahr nach der Operation! So dürfen Sie nicht nach hinten springen und die Planke, eine Art Liegestütz, ist auch verboten. Also habe ich mich auf die Suche begeben, was denn sonst möglich ist, denn ich wollte auf den Sonnengruß nicht verzichten – und ich bin fündig geworden!

Im Sonnengruß bewegt man sich von einer stehenden in eine liegende Position und wieder nach oben – und die Bewegungsabfolge, die ich Ihnen nun vorstellen möchte, geht denselben Weg. Sie ist eine Abwandlung der sogenannten Aerobic-Yogafolge aus dem Kundalini-Yoga – ist also sehr dynamisch und kraftvoll. Üben Sie diesen Sonnengruß am besten bei Sonnenaufgang und im Freien – dann wirkt er am stärksten. Natürlich können Sie ihn aber auch als Aufwärmserie jeder anderen Yogafolge voranstellen.

Der Sonnengruß hat die Eigenschaft, dass wir damit die Kraft des Lichts in uns aufnehmen. Ohne die Sonne wäre auf der Erde kein Leben möglich. Alle Nahrungsmittel, die wir zu uns nehmen, sind mit Sonnenenergie aufgefüllt – je weniger sie weiterverarbeitet worden sind, desto mehr. Je weniger sie künstlichem Licht ausgesetzt sind, je weniger sie bestrahlt sind und je natürlicher der Boden bearbeitet worden ist, auf dem sie wachsen oder leben, desto mehr Sonnenlicht ist in ihnen gespeichert. Das Sonnenlicht hat selbst eine nährende Qualität und tritt in Wechselwirkung mit den Lichtquanten unseres Körpers, den sogenannten Biophotonen. Je mehr wir Sonnenlicht aufnehmen können, je kräftiger die Biophotonen unseres Körpers strahlen, desto gesünder werden wir. Wenn wir in Wechselwirkung mit der Sonne treten, werden unsere Zellen buchstäblich von diesem Licht genährt. Wir brauchen weniger materielle Nahrungsmittel und fühlen uns gleichzeitig energievoller. Deshalb ist der Sonnengruß eine so wichtige Yogapraxis.

Und deshalb haben Sie jetzt auch mit einer operierten Hüfte eine Möglichkeit, einen Sonnengruß auszuführen. Ebenso wie der traditionelle Sonnengruß arbeitet die hier vorgestellte Übungsfolge stark mit dem Atem. Wir setzen dabei jedoch nicht das einfache Ein- und Ausatmen ein, sondern den sogenannten Ashtanga-Atem, einen achtfachen Atem, der den Körper besonders stark auflädt. Dazu kommt ein Mantra, das wir bei jeder Bewegung achtmal wiederholen. Es heißt:

HAR

HAR bedeutet das göttliche Selbst, das lichtvolle Selbst, das erleuchtete Selbst – und wenn Sie es zusammen mit den Bewegungen immer wiederholen, dann kommen Sie ganz von selbst in dieses Bewusstsein hinein. Sie überschreiten damit das individuelle Bewusstsein und öffnen sich dem kosmischen Ursprung.

Die Übungen, die sehr kraftvoll sind, werden dadurch auch leichter. Sie werden es merken – der neue Sonnengruß lädt Sie buchstäblich mit lichtvoller Kraft auf.

Legen Sie dazu Ihre Yogablöcke bereit – für zwei der Übungen werden Sie sie brauchen. Stellen Sie zunächst einen Block vor sich auf die Mitte der Matte, den anderen Block legen Sie zur Seite.

WICHTIG: Sie sollten mit den folgenden Übungen erst beginnen, wenn Ihr Physiotherapeut Ihnen grünes Licht dafür gibt (meist frühestens ein halbes Jahr nach der Operation).

Der Kundalini-Sonnengruß für Hüftoperierte

1

Kommen Sie in den Stand. Der Yogablock liegt in der Mitte vor Ihren Füßen. Legen Sie die Hände in der Gebetsposition vor Ihrer Brust aneinander. Singen oder summen Sie dreimal das Anfangsmantra (vgl. Kapitel 1). Spüren Sie dann nach.

2

Spreizen Sie die Beine hüftbreit oder schulterbreit, je nachdem, was Ihnen guttut. Klatschen Sie nun 8-mal über dem Kopf in die Hände und sprechen dazu 8-mal das Mantra **HAR**.

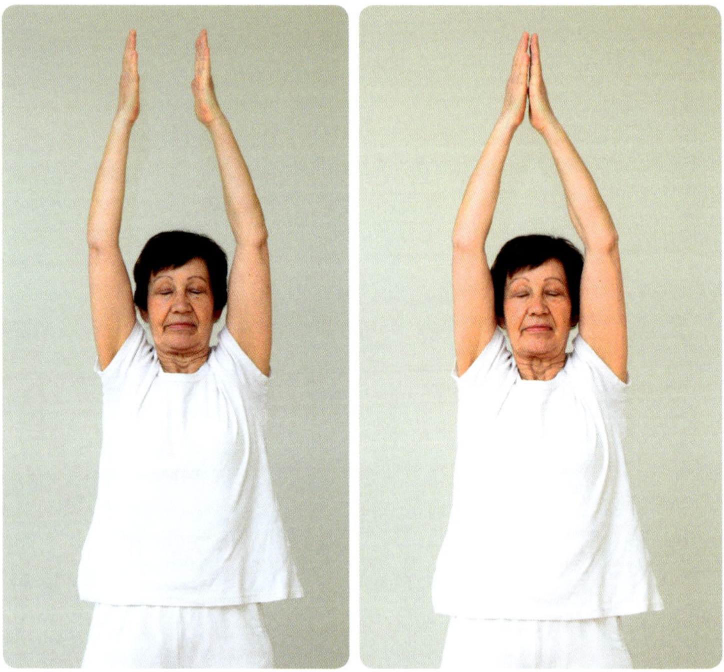

3

Neigen Sie sich vor, bis die Hände die Blöcke berühren, klopfen Sie mit den Handflächen 8-mal auf die Blöcke, sprechen Sie dazu 8-mal das Mantra **HAR**.

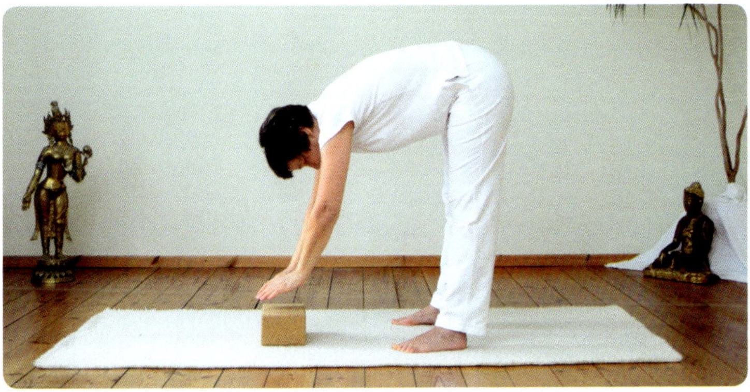

4

Nehmen Sie beide Arme auf Schulterhöhe zur Seite, wippen Sie die Arme 8-mal. Sprechen Sie dazu 8-mal das Mantra **HAR**.

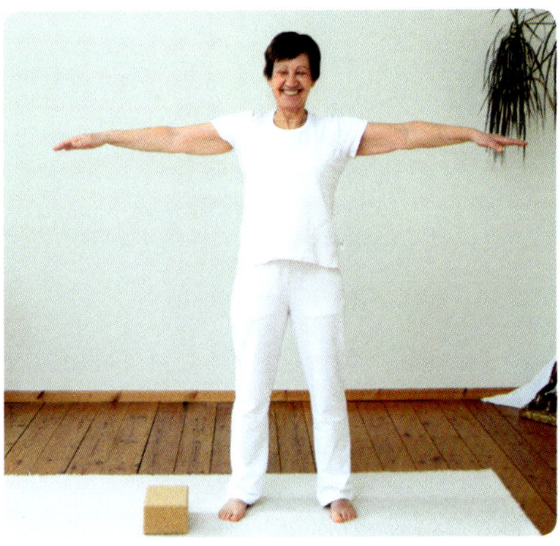

5

Überkreuzen Sie die Arme vor dem Körper wie eine Schere, wechseln Sie dabei die Arme, sodass ein Arm einmal oben und einmal unten kreuzt. Wiederholen Sie 4-mal die ganze Schere, sprechen Sie dazu 8-mal das Mantra **HAR**.

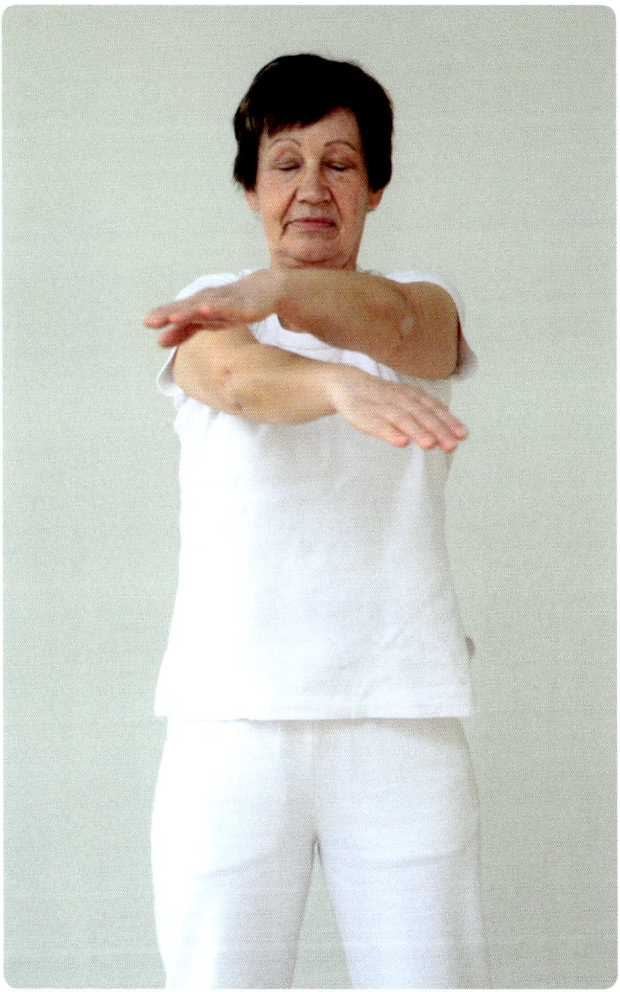

6

Kommen Sie in die Bogenschützenposition: mit einem Fuß einen Schritt nach vorn kommen, der hintere Fuß steht im rechten Winkel zum vorderen Fuß, der Rumpf bleibt aufrecht und ist über den Füßen. Drehen Sie die Schultern zu einer Seite, heben Sie den Arm über dem vorderen Fuß schräg nach oben, die Finger sind eingerollt, der Daumen zeigt senkrecht nach oben. Den anderen Arm anwinkeln, bis die Hand unter der Achselhöhle ist, dort eine Faust machen. Schauen Sie nun auf den Daumen, fixieren Sie den Daumen. Wippen Sie 8-mal hinunter ins Knie, aber nur so weit, wie es geht. Sprechen Sie dazu 8-mal das Mantra **HAR**.

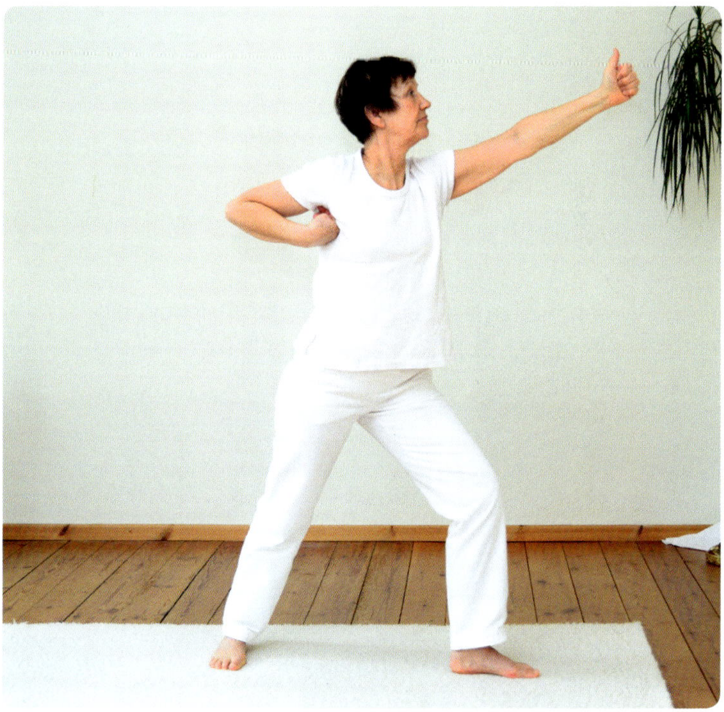

Drehen Sie sich dann mit einem weichen Schwung auf den Füßen herum, sodass Sie in die Gegenrichtung stehen. Wechseln Sie die Arme.

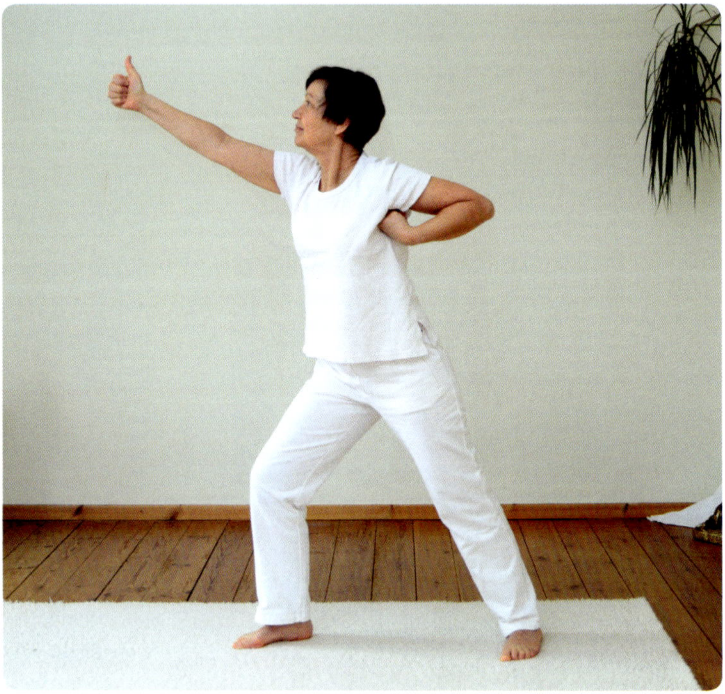

Wippen Sie erneut 8-mal so weit hinunter ins Knie, wie es geht. Schauen Sie auf den vorderen Daumen. Chanten Sie dazu 8-mal das Mantra **HAR**. Beide Richtungen sind eine Runde.

Wiederholen Sie diese Runden 4-mal. Bleiben Sie dann stehen, drehen Sie beide Füße zur Mitte, senken Sie die Arme. Atmen Sie im Stand 4-mal tief ein und aus.

7

Wippen Sie dann erneut die Arme seitlich auf Schulterhöhe, chanten Sie dazu 8-mal das Mantra **HAR**.

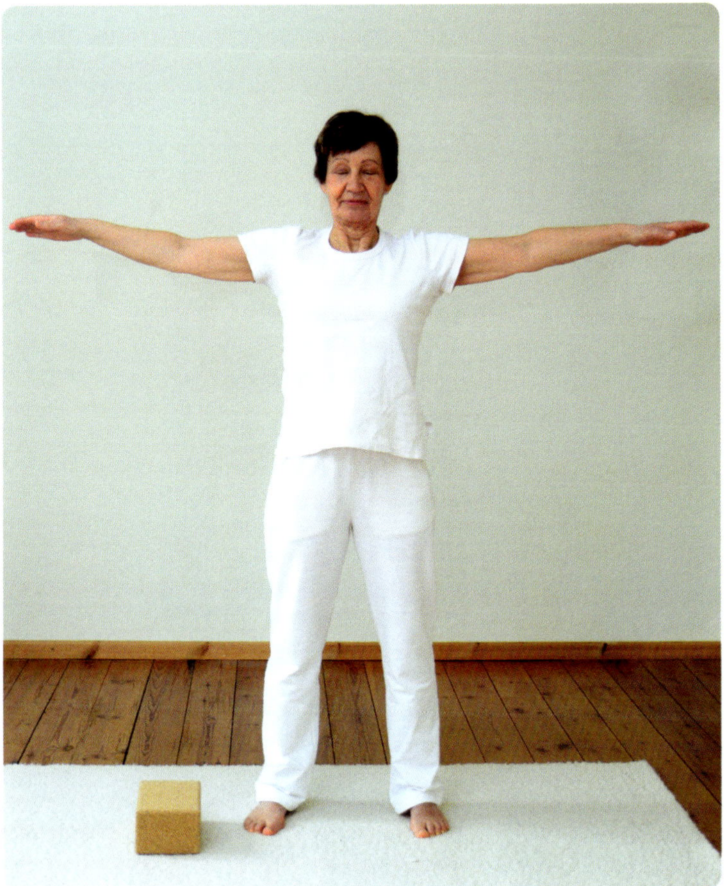

8

Kommen Sie dann in den nach unten schauenden Hund, also auf Hände und Füße, in eine Art Dreieck, wobei die Hände auf zwei Yogablöcke gelegt werden. Setzen Sie Füße und Hände schulterbreit auf die Blöcke bzw. den Boden auf. Arme und Beine sind gestreckt, den Po ganz nach oben strecken.

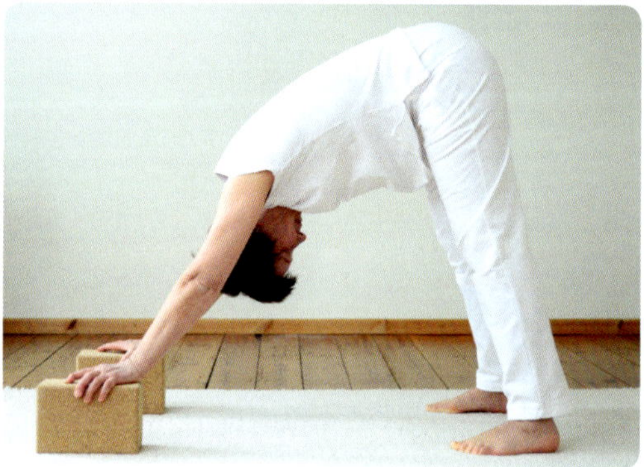

Heben Sie Ihre Fersen an und setzen Sie sie wieder auf. Chanten Sie dazu 8-mal das Mantra **HAR**.

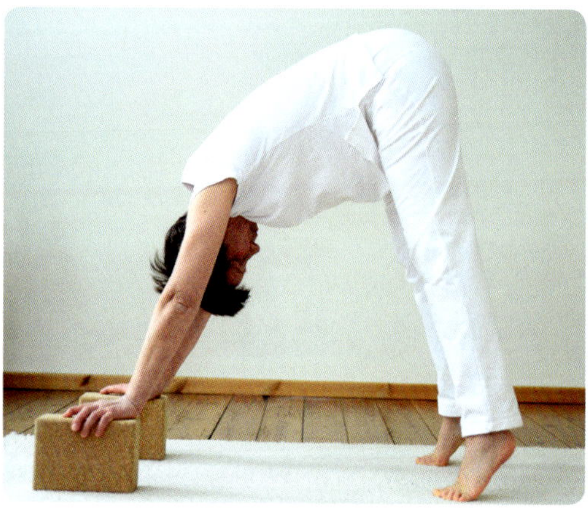

9

Kommen Sie in den Vierfüßlerstand und schwingen Sie 8-mal hin und her: den Rücken durchbiegen, dann einen Katzenbuckel machen. Chanten Sie dazu 8-mal das Mantra **HAR**.

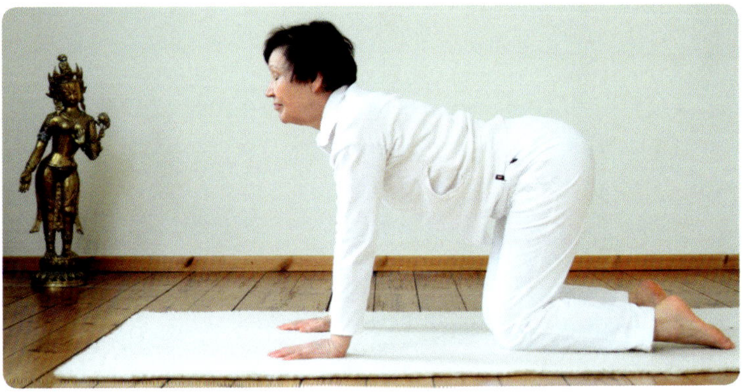

10

Kommen Sie in die Bauchlage und in die halbe Kobraposition.

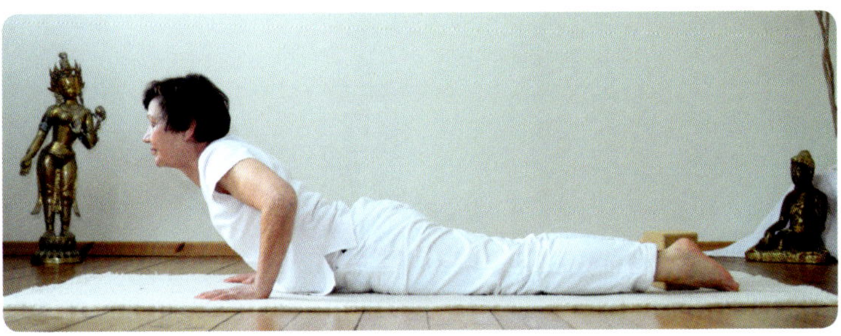

Chanten Sie 8-mal das Mantra **HAR** und spannen Sie dabei den Nabelpunkt an und lassen ihn wieder los.

11

Legen Sie sich dann einen Moment auf den Bauch, die Arme am Körper entlang nach hinten. Lassen Sie das Mantra **HAR** 8-mal still in sich schwingen.

12

Nun üben Sie die ganze Folge rückwärts: Kommen Sie in die Kobraposition, chanten Sie das Mantra **HAR** und lassen Sie dabei den Nabelpunkt pulsieren.

13

Kommen Sie dann auf alle Viere, schwingen Sie mit durchgebogenem Rücken 8-mal im Katzenbuckel, chanten Sie dazu 8-mal das Mantra **HAR**.

14

Kommen Sie in den nach unten schauenden Hund, heben Sie 8-mal die Fersen an und setzen sie wieder auf. Chanten Sie dazu 8-mal das Mantra **HAR**.

15

Kommen Sie in den Stand, heben Sie die Arme zur Seite und wippen Sie sie 8-mal. Chanten Sie dazu 8-mal **HAR**.

16

Kommen Sie in die Bogenschützenposition. Wippen Sie 8-mal hinunter ins Knie, aber nur so weit, wie es geht. Chanten Sie dazu 8-mal das Mantra **HAR**. Wiederholen Sie dann zur anderen Seite.

17

Überkreuzen Sie die Arme wie eine Schere, abwechselnd oben und unten, chanten Sie dazu 8-mal **HAR**.

18

Wippen Sie die Arme zur Seite, chanten Sie dazu 8-mal **HAR**.

19

Klopfen Sie mit den Handflächen 8-mal auf den Boden (bzw. Block) und chanten Sie dazu 8-mal **HAR**.

20

Klatschen Sie über dem Kopf 8-mal in die Hände und chanten Sie dazu **HAR**.

21

Heben Sie zum Schluss die Arme, schwingen Sie 4-mal zu einer Seite und dann 4-mal zur anderen Seite, chanten Sie dazu 8-mal das Mantra **HAR**.

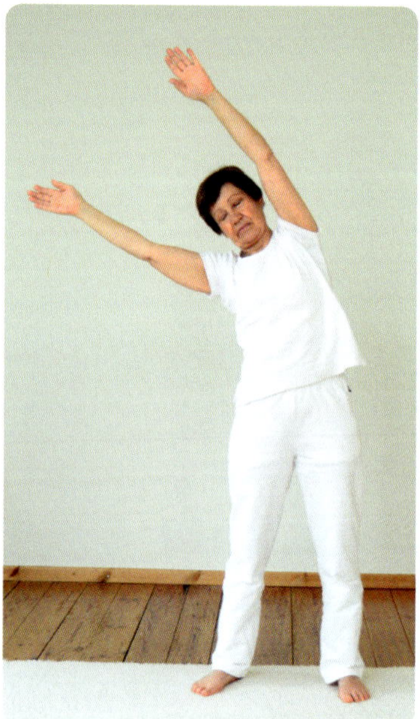

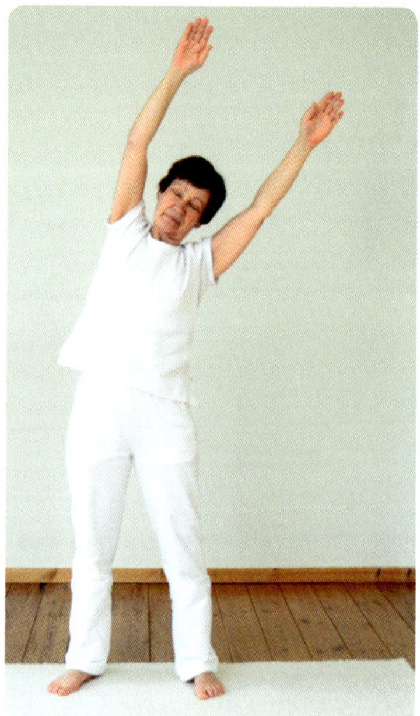

Diese ganze Abfolge ist eine Runde. Sie ist am Anfang sehr schweißtreibend. Üben Sie sie deshalb anfangs sehr (!) langsam, werden Sie erst nach und nach schneller.

Beginnen Sie mit einer Runde, dann nach und nach auf 3 Runden erweitern. Das Maximum sind 11 Runden. Schon mit einer Runde sind Sie komplett durchgearbeitet! Sie können nun entweder mit einer sehr langsamen Yogafolge weiterüben oder sofort 10 Minuten lang in die Tiefenentspannung in **Savasana** gehen.

Zum Abschluss möchte ich mit Ihnen die wechselseitige Nasenlochatmung praktizieren. Sie ist harmonisierend für Ihr gesamtes System und kann beispielsweise bei Schlafstörungen eingesetzt werden.

Atemmeditation: Wechselseitige Nasenlochatmung

Setzen Sie sich auf Ihren Hocker oder, wenn Sie möchten, auf den Boden. Richten Sie die Wirbelsäule auf. Legen Sie die linke Hand auf das linke Knie, Daumen und Zeigefinger aneinander.

Mit der rechten Hand kommen Sie nun vor Ihr Gesicht. Legen Sie den Zeigefinger und den Mittelfinger Ihrer rechten Hand auf den Punkt zwischen den Augenbrauen. Den Daumen legen Sie neben das rechte Nasenloch und den Ringfinger und den kleinen Finger neben das linke Nasenloch.

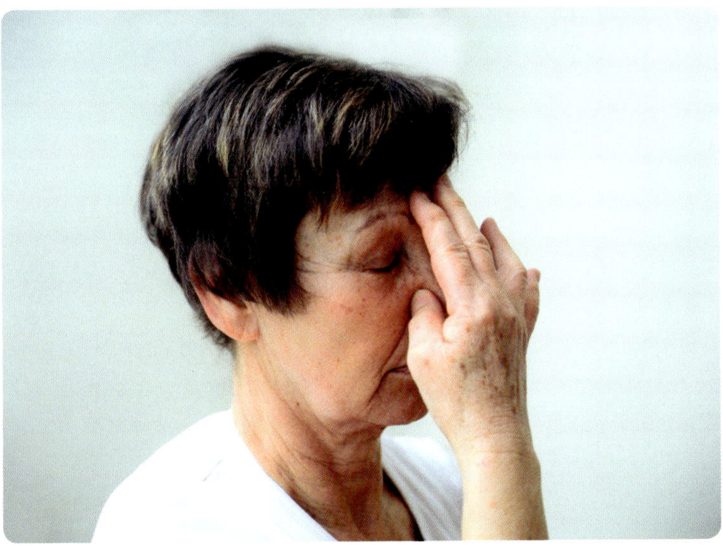

Verschließen Sie nun mit dem Daumen das rechte Nasenloch. Atmen Sie durch das linke Nasenloch tief ein und verschließen dann mit dem Ringfinger das linke Nasenloch. Lösen Sie den Daumen und atmen Sie durch das rechte Nasenloch tief aus. Auf derselben Seite, also durch das rechte Nasenloch, wieder einatmen. Danach dieses Nasenloch mit dem Daumen verschließen, den Ringfinger vom linken Nasenloch nehmen und links ausatmen. Durch das linke Nasenloch wieder einatmen, das Nasenloch verschließen, gleichzeitig den Daumen vom rechten Nasenloch nehmen und rechts ausatmen.

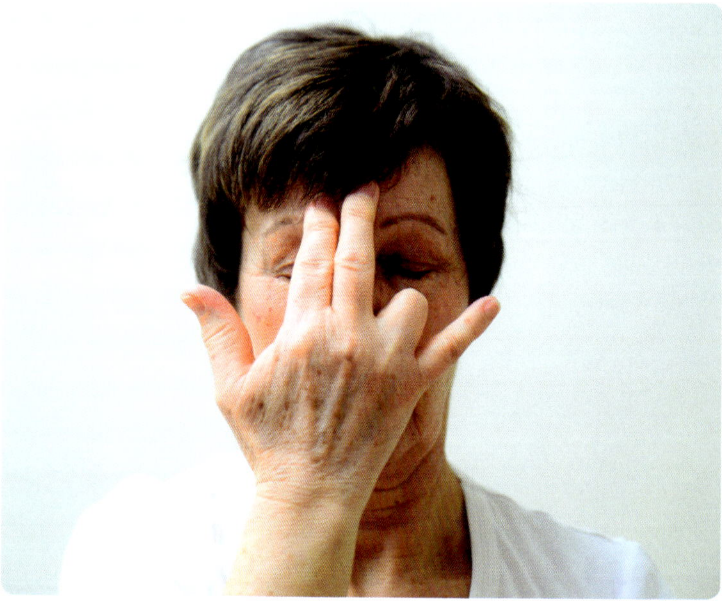

Dann wieder rechts einatmen … Fahren Sie in dieser Reihenfolge fort. Immer wenn Sie auf einer Seite eingeatmet haben, verschließen Sie diese Seite, öffnen die andere Seite und atmen dort aus und dann wieder ein.

Dauer:

Beginnen Sie mit einer Minute, also 12 bis 15 Atemzügen. Nach und nach wird Ihr Atem langsamer werden. Sie können die Meditation dann verlängern – auf 2, 3 oder 5 Minuten.

Wirkung:

Diese Atemmeditation ist äußerst beruhigend. Sie können sie auch üben, wenn Sie einmal nicht schlafen können. Sie können sie üben, wenn Sie im Stress sind. Sie können sie üben, wenn Sie Ihren Blutdruck harmonisieren wollen. Sie ist in sich eine kleine Hausapotheke. Deshalb üben Sie sie so oft wie möglich.

Bonus: Gehmeditation

Die folgende Gehmeditation ist ebenfalls ein kleines Wunderwerk in sich. Sie werden damit nicht nur klarer und zentrierter, sondern Sie lernen auch, wie Sie Ihre neue Hüfte stabilisieren und kräftigen können. Diese Meditation wurde in den 1950er Jahren von Yogi Dhirendra Brahmachari veröffentlicht. Ich habe sie selbst ausprobiert und für die hüftoperierten Yogafans leicht abgewandelt.

Kommen Sie für diese Meditation in den Stand. Breiten Sie die Arme weit aus, so als ob Sie auf einem Seil stünden und eine Balancierstange halten würden, die Sie im Gleichgewicht hält. Halten Sie die imaginäre Stange fest, sodass eine Spannung über dem Brustmuskel entsteht. Die Augen sind offen und Sie schauen ganz geradeaus. Setzen Sie nun einen Fuß unmittelbar vor den anderen, sodass Ihre Ferse an den Zehenspitzen des hinteren Fußes aufgesetzt wird. Dann heben Sie den hinteren Fuß und setzen ihn wieder unmittelbar vor den vorderen Fuß. Halten Sie sich mit der vorgestellten „Stange" im Gleichgewicht.

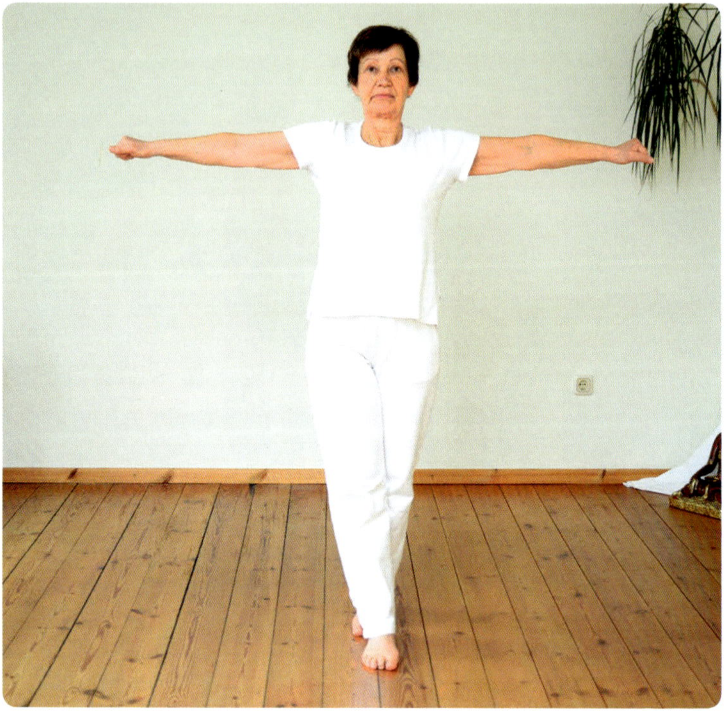

Machen Sie so anfangs zehn Schritte. Dann gehen Sie dieselbe Strecke rückwärts, einen Fuß hinter den anderen setzend. Wenn Sie am Ausgangspunkt angekommen sind, setzen Sie beide Füße nebeneinander und spüren nach.

Die Strecke, die Sie so gehen, sollten Sie nach und nach auf 50 Schritte erweitern – 50 Schritte vorwärts und 50 Schritte rückwärts. Üben Sie diese Meditation dann 40 Tage lang und Sie werden ein wunderbares inneres und äußeres Gleichgewicht erlangen.

Anhang

Verbotene und empfohlene Yogahaltungen

Die folgenden Empfehlungen sind vor allem für Menschen gedacht, die Yoga schon gut kennen. Für sie habe ich aus der bisher vorhandenen Literatur – vor allem aus Aufsätzen in Yogazeitschriften und einigen wenigen medizinischen Hinweisen – Warnungen bzw. Empfehlungen über Yoga bei Hüftoperationen zusammengestellt (vgl. auch Literaturverzeichnis).

Wenn Sie eine posteriore (hintere oder seitliche) Hüftoperation hatten, dann sind die gefährlichsten Haltungen, die Ihre neue Hüfte verletzen könnten:

- Haltungen, bei denen man die Beine übereinanderlegt (Abduktion)
- Haltungen, bei denen man sich aus den Hüften vorwärts beugt (Flexion)
- Haltungen, bei denen man die Oberschenkel nach innen dreht (Innenrotation)

Kombinationen dieser drei Gefahrenpunkte erhöhen das Verletzungsrisiko.

Deshalb sollten Sie bei folgenden Yogahaltungen sehr aufpassen:

- **Uttanasana** (Stehende Vorwärtsbeuge): Flexion und Innenrotation

- **Garudasana** (Adlerposition): Abduktion und Flexion
- **Balasana** (Position des Kindes): Flexion und Innenrotation

Andererseits dürfen Sie die meisten Rückwärtsbeugen ausführen, da sie nur eine leichte Beinspreizung oder eine leichte Außenrotation erfordern.

Haltungen mit gespreizten Beinen wie **Utthita Trikonasana** (Dreiecksposition) und **Virabhadrasana II** (Kriegerhaltung II) werden kaum Probleme verursachen, allerdings sollte man hier vielleicht leichtere Varianten wählen.

Wenn Ihre Hüftoperation von vorn, aus der Leiste, erfolgt ist, dann sind in Ihrer Yogapraxis folgende Gefahren zu beachten:

- Haltungen, bei denen die Beine gespreizt werden (starke Abduktion), da hier die Gefahr besonders groß ist, dass Ihre Hüfte sich lockern oder aus dem Gelenk springen könnte
- Haltungen mit einer übermäßig starken Beugung nach hinten
- Haltungen, bei denen die Oberschenkel nach außen gedreht werden (Außenrotation)

Deshalb sind folgende Yogahaltungen aus den beschriebenen Gründen nicht empfehlenswert:

- **Utthita Trikonasana** (Dreiecksposition): Abduktion und Außenrotation
- **Virabhadrasana II** (Kriegerhaltung II): Abduktion und Außenrotation
- **Virabhadrasana I** (Kriegerhaltung I): die übermäßige Beugung einer Hüfte
- die meisten Rückwärtsbeugen
- **Baddha Konasana** (Schmetterlingssitz): Außenrotation und Abduktion

- alle Varianten des Lotussitzes (**Padmasana**): extreme Außenrotation

Andererseits sind alle Yogahaltungen, die für die posteriore Operation verboten sind, für die anterior Operierten meist gut möglich.

Nachfolgend stelle ich Ihnen nun die 84 Grund-Asanas im Einzelnen vor, mit ihren Sanskritnamen und mit einer kurzen Begründung, warum sie nach einer Hüftoperation empfohlen oder eben nicht empfohlen werden.

Die Asanas sind in zwei Abschnitte eingeteilt:

- verbotene Yogahaltungen
- empfohlene Yogahaltungen

Hinter jeder Yogahaltung steht entweder ein „p" für posterior, ein „a" für anterior oder ein „n" für neutral.

Bitte bedenken Sie, dass es für jede Yogahaltung eine Vielzahl an möglichen Varianten gibt. Ein qualifizierter Yogalehrer kann aus diesen Hinweisen deshalb für Sie ein individuelles Programm zusammenstellen.

Verbotene oder nur in einfacheren Varianten mögliche Yogahaltungen (nur in Absprache mit einem Orthopäden, Physiotherapeuten oder qualifizierten Yogalehrer):

- **Kapotasana** (Taube): Hüftdrehung und Beugung sind zu viel (a, p)
- **Trikonasana** (Dreieck): zu starke Seitneigung des Oberkörpers (a, p)
- **Vrikshasana** (Baum): zu starke Belastung der Hüfte in der klassischen Form, weil das Bein eingeschlagen und zur Seite gebeugt wird (a, p)
- **Rajakapotasana** (Königstaube): das Bein wird zu sehr aus der Hüfte gedehnt (a, p)
- **Janushirshasana I und II** (Kopf-am-Knie-Haltung): verletzt die 90-Grad-Regel (p)
- **Balasana** (Kindhaltung): verletzt die 90-Grad-Regel (p)
- **Ardha Padmasana** (Halber Lotussitz): die Oberschenkel werden zu sehr nach außen gedreht (p)
- **Krokodilübungen**: bei zu starker Beugung der Beine (a, p)
- **Uttanasana** (Stehende Vorwärtsbeuge): weil die 90-Grad-Beugung überschritten wird (p)
- **Garudasana** (Adler): weil die Beine übereinandergeschlagen sind (a, p)
- **Gomukhasana** (Kuh): weil die Beine übereinandergeschlagen werden (a, p)
- **Baddha Konasana** (Schmetterlingsposition): die Hüften werden zu weit geöffnet (a, p)
- **Bakasana I und II** (Schwan): Überschreitung der 90-Grad-Bewegung (a, p)
- **Chakrasana** (Rad): zu viel Spannung auf der Hüfte, Verletzungsgefahr! (a, p)

- **Ashtanga Namaskar** (8-Punkte-Haltung): zu viele Winkel (a, p)
- **Dhanurasana** (Bogen): zu viele Winkel, Spannung in einem Oberschenkel (a, p)
- **Karnapirasana** (Ohr-Knie-Stellung, Pflughaltung mit herabgelassenen Knien): Überstreckung der Hüfte (a, p)
- **Maha-Mudra** (Siegel des Yoga): in der klassischen Form zu starke Beugung aus der Hüfte (a, p)
- **Marichyasana** (Drehsitz): die Hüfte wird zu sehr gedreht (a, p)
- **Halasana** (Schulterstand und Pflug): Verletzungsgefahr vor allem beim Verlassen der Position (a, p)
- **Kobra I und II**: Überdehnung der Hüfte (a)
- **Ardha Chandrasana** (Halbmond): Überdehnung der Hüfte seitlich, Verletzungsgefahr (a, p)
- **Banarasana**: Überdehnung der Beine (a, p)
- **Padangusthasana**: Überdehnung der Hüfte (a, p)
- **Padahastasana** (Klappmesser): überstarke Beugung nach vorn (a, p)
- **Surya Namaskar** (Sonnengruß, hier: nach hinten springen, vordere Planke): Verletzungsgefahr! (a, p)
- **Akarna Dhanurasana** (Pfeil): überdehnt die Hüfte (a, p)
- **Shalabhasana** (Heuschreckenhaltung): überdehnt die Hüfte (a, p)
- **Pashimottanasana** (Vorwärtsbeuge im Sitzen): biegt zu stark nach vorn (a, p)
- **Ardha Baddha Pashimottanasana** (Halb gebundener Lotussitz): zu starke seitliche Dehnung (a, p)
- **Parshvakonasana** (Seitliche Kriegerhaltung) und Variationen: zu sehr gebeugt (a, p)
- **Parshvottanasana** (Intensive Seitstreckung): Überschreitung der 90-Grad-Bewegung (p)
- **Pincha Mayurasana** (Handstand auf den Unterarmen): nicht anspringen – Verletzungsgefahr! (a, p)

- **Padmasana** (Lotussitz) und alle Varianten: extreme Außenrotation (a, p)
- **Parivritta Utkatasana** (Gedrehte Stuhlhaltung): Verdrehung der Hüfte (a, p)
- **Parvatasana** (Sitzender Berg im halben Lotussitz): seitliche Überdehnung der Hüfte (a, p)
- **Pavanamuktasana** (Windhaltung): Verletzung der 90-Grad-Regel (p)
- **Sarvangasana** (Kerze) ohne oder mit Lotushaltung: zu viel Gewicht auf den Schultern, Verletzungsgefahr, zu starke Hüftöffnung in der Lotushaltung (a, p)
- **Siddhasana** (Vollkommener Sitz): nur eingeschränkt möglich (a, p)
- **Shirshasana** (Kopfstand): Verletzungsgefahr (a, p)
- **Sukhasana** (Schneidersitz): vorsichtig herantasten! (a, p)
- **Supta Vajrasana** (Diamantstellung im Liegen): Überdehnung der Hüfte (a, p)
- **Trikonasana** (Dreieck): verletzt die 90-Grad-Regel (a, p)
- **Virabhadrasana II** (Kriegerhaltung II): überstreckt die Beine (a, p)
- **Vrikshasana** (Baum): nur in Varianten und vorsichtig üben (a, p)
- **Yoga-Mudra** (Vorbeuge im Schneidersitz): verletzt die Beugeregel (a, p)

Selbst **Vorwärtsbeugen**, die zu den einfachsten Yogaübungen gehören, müssen mit der größten Achtsamkeit ausgeführt werden, damit man sich nicht mehr als 90 Grad aus der Hüfte beugt.

Erlaubte (oder sogar empfohlene) Yogahaltungen:

- **Adho Mukha Shvanasana** (Herabschauender Hund): eventuell mit Yogablöcken üben (n)
- **Ardha Chandrasana** (Halbmond im Stehen): eine leichte Variante üben (p)
- **Ardha Dhanurasana** (Halber Bogen): (p)
- **Ardha Matsyendrasana** (Drehsitz): (a, p)
- **Caturanga Dandasana** (Vordere Planke): (a, p)
- **Dandasana** (Stockhaltung): (n)
- **Ganapatiasana** (Haltung des Ganapati): (n)
- **Krokodilübungen**: leichte Varianten üben, mit beiden Beinen gebeugt (p)
- **Maha-Mudra** (Siegel des Yoga): modifizierte Variante im Fersensitz, ein Bein aufsetzen, nur ans Bein fassen (n)
- **Mayurasana** (Pfau): (a, p)
- **Muktasana** (Haltung der Freiheit): (p)
- **Hasta Uttanasana** (Intensive Armstreckung): (p)
- **Natarajasana** (Tänzer): (p)
- **Navasana** (Boot): (a, p)
- **Parighasana** (Pforte): das operierte Bein seitlich strecken (n)
- **Parshvottanasana** (Intensive Seitstreckung): Vorbeuge bis maximal 90 Grad (a, p)
- **Prasarita Padottanasana** (Stehende Vorwärtsbeuge mit gespreizten Beinen): die Hände auf Blöcken ablegen (a, p)
- **Purvottanasana** (Rückwärtige Planke): (p)
- **Savasana** (Entspannungshaltung): (n)
- **Setu Bandhasana** (Rückenbrücke): Hände unter dem Po falten (p)
- **Simhasana** (Löwe): (a, p)
- **Tadasana** (Berg): (a, p)

- **Pranamasana** (Gebetshaltung): (n)
- **Tola Trikonasana** (Balancierte Dreieckhaltung): den unteren Arm auf einen Block aufstützen (a, p)
- **Ushtrasana** (Kamel): (p)
- **Utkatasana** (Stuhl): (n)
- **Vajrasana** (Fersensitz): mit einem Meditationskissen zwischen den Beinen praktizieren (n)
- **Vasisthasana** (Seitliche Planke): nur auf der nicht operierten Seite einen Arm heben (a, p)
- **Viparita Karani** (Umkehrstellung): halbe Kerze mit abgestütztem Rücken, exakt 90 Grad (n)
- **Virabhadrasana I** (Kriegerhaltung I) mit Variationen: Bogenschützenhaltung in leichteren Varianten (p)

Weiterführende Literatur

Bücher

Bhajan, Yogi (1997): *The Master's Touch*. Santa Cruz/NM: Kundalini Research Institute.

Bhajan, Yogi & Khalsa, Gurucharan Singh (2007): *BreathWalk® – das neue Yoga-Walking*. Kirchzarten bei Freiburg: VAK.

Brahmachari, Dhirendra (1983): *Yoga hilft heilen*. Freiburg im Breisgau: Bauer.

Cobb, Elissa (2008): *The Forgotten Body*. Hardwick/MA: Satya House Publications.

Coulter, David H. (2001): *Anatomy of Hatha Yoga: A Manual for Students, Teachers, and Practitioners*. Honesdale/PA: Body and Breath.

Dalmann, Imogen & Soder, Martin (2013): *Heilkunst Yoga: Yogatherapie heute*. Berlin: Viveka Verlag.

Davies, Brenda (2007): *Wie stärke ich meine Chakras?* Grafing: Aquamarin.

Desikachar, T.K.V. (1995): *The Heart of Yoga: Developing a Personal Practice*. Rochester/VT: Inner Traditions.

Desikachar, T.K.V. (2009): *Yoga – Tradition und Erfahrung: Die Praxis des Yoga nach dem Yoga Sûtra des Patañjali* (4. Auflage). Petersberg: Via Nova.

Khalsa, Dharma Singh & Stauth, Cameron (2001): *Meditation as Medicine*. New York/NY: Simon & Schuster.

Hüster, Kirsten (2010): *Yoga Body Plan*. München: Copress Sport.

Rattana, Guru (2018): *Sexuality and Spirituality*. Sunbury/PA: Yoga Technology Press.

Rattana, Guru (2014): *Your Life is in Your Chakras*. Sunbury/PA: Yoga Technology Press.

Lee, Michael (1997): *Phoenix Rising Yoga Therapy: A Bridge from Body to Soul*. Deerfield Beach/FL: Health Communications Inc.

Levry, Joseph M. (2003): *The Divine Doctor: Healing beyond Medicine*. Santa Monica/CA: Rootlight Inc.

Khalsa, Nirvair Singh (2000): *The Art, Science & Application of Kundalini Yoga*. Dubuque/IA: Kendall/Hunt Publishing.

Poeckh, Peter (2014): *Gesund durch Yoga: Praktische Übungen aus der Yogatherapie*. Petersberg: Via Nova.

Rittiner, Remo & Hobert, Ingfried (2014): *Yogatherapie und ganzheitliche Medizin: Vorbeugung und Heilung von Krankheiten*. Petersberg: Via Nova.

Stiles, Mukunda (2005): *Structural Yoga Therapy: Adapting to the Individual*. Newburyport/MA: Red Wheel/Weiser.

Till, Marietta (1988): *Die Heilkraft des Atems*. München: Goldmann.

Tubali, Shai (2013): *Chakren: Die sieben Energiekörper der Seele*. Saarbrücken: Ryvellus.

Weickel, Martina (2014): *Yogatherapie: Heilanwendungen für Körper, Geist und Seele*. München: Goldmann.

Aufsätze

Cole, Roger (2007): Practicing Safely with Bilateral Hip Replacements. *Yoga Journal*, 28. August 2007.
https://www.yogajournal.com/practice/beginners/practicing-safely-with-bilateral-hip-replacements/

Diemer, Frank & Sutor, Volker (2014): Beanspruchung von Knie- und Hüftgelenken: Gewichtsbelastung ≠ Gelenkbelastung. *physiopraxis*, 12(09), 35–37.
https://doi.org/10.1055/s-0034-1390364

Jones, Maitri (k. A.): *Yoga After a Hip Replacement* [Blog]. Ananda Yoga Publications.
https://www.ananda.org/blog/yoga-after-a-hip-replacement-by-maitri-jones/

Kiecolt-Glaser, Janice et al. (2010): Stress, Inflammation, and Yoga Practice. *Psychosomatic Medicine*, 72(2), 113–121.
https://doi.org/10.1097/PSY.0b013e3181cb9377

Niessen, Günter (2015): Yoga mit Knie- oder Hüftprothesen. *Deutsches Yoga-Forum*, Heft 6/2015.
https://yogaundorthopaedie.de/wp-content/uploads/2019/08/DYF_0615_Knieprothesen.pdf

Danksagung

Ich danke vor allem meinem Modell Doris Wittenburg, die sich so intensiv in die körperliche Situation eines hüftoperierten Menschen hineinversetzt hat, dass sie mich manchmal sogar auf bessere Varianten der Yogapositionen brachte. Ich danke auch meiner Fotografin, die so wunderbar die Seele von Menschen und des Yoga erfasst hat. Ich danke allen Meistern und Meisterinnen, von denen ich lernen durfte und die mich auf den Weg gebracht haben, der zu diesem Programm führte. Und ich danke meinem Verlag Via Nova, der diese Reihe zum Leben erweckt hat. Vor allem aber danke ich Ihnen, lieber Leser, liebe Leserin, dass Sie sich mit diesem Yogaprogramm beschäftigen, und ich wünsche Ihnen Heilung und viele Erkenntnisse.

Weitere Titel aus dem Verlag Via Nova:

Achtsamkeit in der Partnerschaft

Vertrauen stärken, Sinnlichkeit erleben: Begegnungsmeditationen und Achtsamkeitsübungen

Evelyn Horsch-Ihle

Klappenbroschur, 144 Seiten, ISBN 978-3-86616-544-1

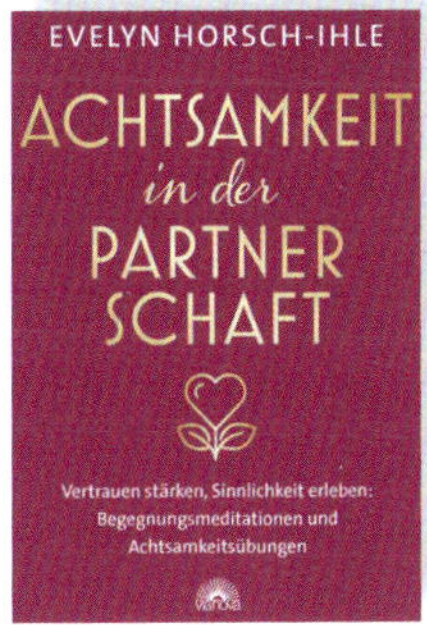

Miteinander zu meditieren ist ein Geschenk für die Liebe. Sich im Angesicht des anderen zu zeigen, ohne zu wissen, was der nächste Augenblick bringt, kann den Raum des Herzens in einer Weise öffnen, wie dies durch Gespräche kaum zu erreichen ist. Das vorliegende Buch vermittelt viele solcher Erfahrungen – manchmal still, manchmal laut, manchmal fröhlich, manchmal nachdenklich. Ob in der Begegnung mit dem inneren Kind, ob in der Erkundung der eigenen Sinnlichkeit, ob bei der Lösung von Konflikten oder zur Stärkung des gegenseitigen Vertrauens – diese Meditationen und Übungen ermöglichen eine lebendige und ganz neue Begegnung mit dem Partner. *Achtsamkeit in der Partnerschaft* ist das Ergebnis von 30 Jahren Erfahrung in der Arbeit mit Paaren – Evelyn Horsch-Ihle ist praktizierende Paartherapeutin. Sie weiß: Gemeinsames Meditieren kann Paare in einen Raum begleiten, in dem die Essenz der Liebe selbst erfahrbar wird.

Heilyoga und Meditationen für Krebspatienten

Selbsthilfe in der Nachsorge

Evelyn Horsch-Ihle

Klappenbroschur, 272 Seiten, 180 farbige Fotos, ISBN 978-3-86616-549-6

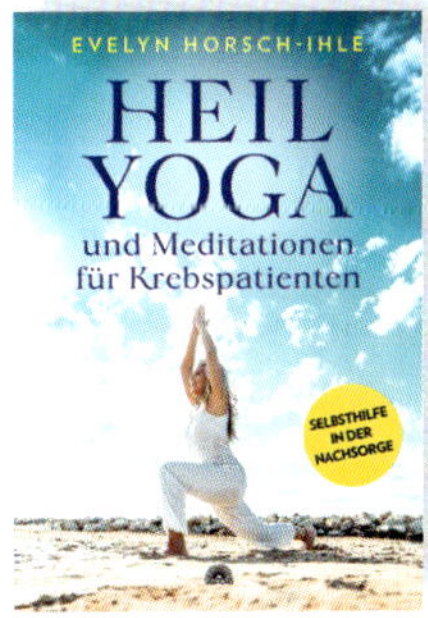

Erstmals wird hier ein Yogaprogramm vorgestellt, mit dem Krebspatienten Antworten auf ihre Fragen finden können und das sie genau dort abholt, wo sie gerade sind: bei Unruhe und Erschöpfung, bei Schlaflosigkeit oder Depression. Dieses einzigartige Programm stärkt die inneren Ressourcen und baut die Lebensenergie wieder auf. Es ist das Ergebnis von mehr als 30 Jahren Erfahrung und wurde zusammen mit Krebspatienten entwickelt, um bewusst zu machen, dass ein Leben mit dem Krebs auch lebenswert ist und dass man der inneren Heilkraft vertrauen darf.

Yoga hilft der Partnerschaft

Evelyn Horsch-Ihle

Via Nova KOMPAKT, 192 Seiten, ISBN 978-3-86616-387-4

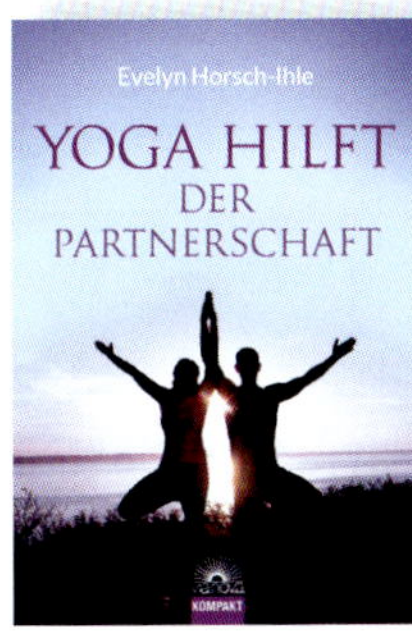

Welches Paar wünscht sich nicht, gemeinsam zu wachsen, einander in der Tiefe zu verstehen und im Miteinander das volle Potenzial der Liebe zu entfalten? Mit dem vorliegenden Buch können diese Wünsche im Alltag Wirklichkeit werden, denn seine hilfreichen Anregungen, Übungen und Meditationen eröffnen vollkommen neue Räume der Begegnung und des Kontakts. Lernen Sie, jenseits der Worte „Oasen der Liebe" zu schaffen, Nähe und Zärtlichkeit immer wieder neu zu entdecken und dem Partner mit Wertschätzung zu begegnen. Dieses Buch begleitet Ihre Partnerschaft auf dem Pfad des Herzens und gibt Ihnen die Möglichkeit, im anderen das Wesentliche und Wunderbare stets neu zu erfahren!

Yoga hilft bei Hochsensibilität
Evelyn Horsch-Ihle

Via Nova KOMPAKT, 128 Seiten, 51 farbige Fotos, ISBN 978-3-86616-444-4

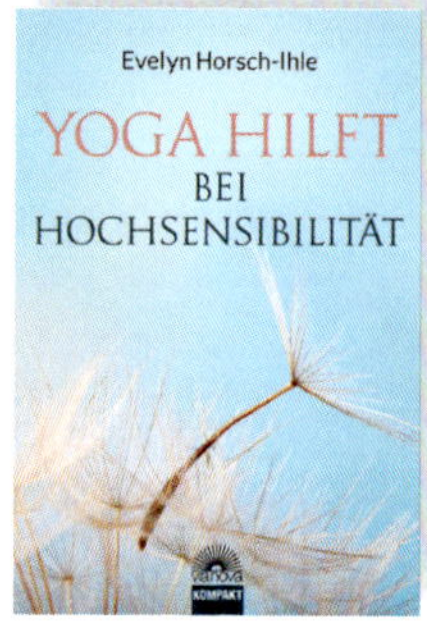

Hochsensibilität ist eine Gabe, so das Credo dieses Buches. Es erläutert, wie hochsensible Menschen diese Gabe in neuer Weise entfalten und für sich nutzen können. Die Autorin zeigt, wie hilfreich Yoga dabei sein kann, mehr innere Stabilität und Sicherheit zu erlangen, die eigenen Grenzen zu schützen und die inneren Sinne zu entwickeln. Die Übungen und Meditationen sind genau auf die Bedürfnisse hochsensibler Menschen abgestimmt und ermöglichen ihnen einen ganz neuen Umgang mit den oft intensiven und überflutenden Empfindungen und Wahrnehmungen. Jeder, der an seiner Hochsensibilität „leidet", sollte dieses Buch unbedingt lesen und für sich anwenden, denn es weist den Weg in eine neue Lebensqualität und vermittelt, wie diese Gabe kreativ erfahren und fruchtbar ins Leben gebracht werden kann.

Yoga hilft bei psychischen Problemen
Evelyn Horsch-Ihle

Via Nova KOMPAKT, 224 Seiten, 125 farbige Fotos, ISBN 978-3-86616-435-2

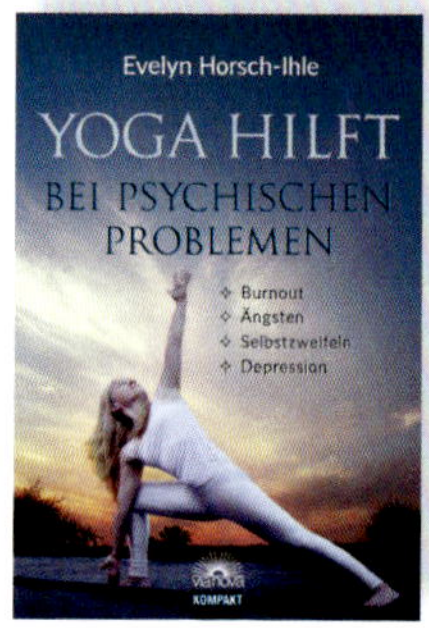

Yoga kann zwar keine Psychotherapie ersetzen, doch hält diese jahrtausendealte Wissenschaft für psychische Probleme ganz ungewöhnliche und wirksame Heilmöglichkeiten bereit. In diesem Buch setzt sich die Dipl.-Psychologin und Yogalehrerin Evelyn Horsch-Ihle genau mit diesem spannenden Aspekt des Yoga auseinander. Sie stellt Studien vor, die die enge Verbindung zwischen Körper, Geist und Psyche nachweisen, und erläutert die vielfältigen Übereinstimmungen mit der Yogalehre. Die großen Geschenke dieses Buches sind einerseits die für jedes psychische Problem speziell zusammengestellten Yogaübungen und andererseits die Möglichkeit, die eigene Seelenproblematik als innere Wachstumschance zu erkennen.

Der Vagus Code
Neue Perspektiven für Resilienz und Gelassenheit
Dr. med. Ingfried Hobert

Klappenbroschur, 192 Seiten, ISBN 978-3-86616-547-2

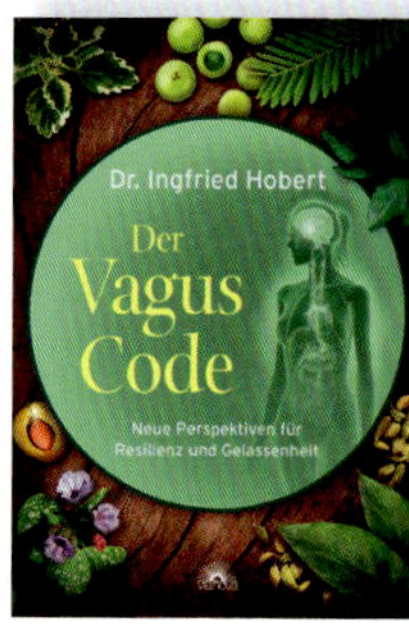

Mit *Der Vagus Code* entschlüsselt Dr. Ingfried Hobert das Geheimnis des Vagusnervs – Ihr Schlüssel zu mehr Gesundheit, emotionalem Wohlbefinden und Stressabbau. Dieser Nerv verbindet Ihr Gehirn mit Ihrem Herz, Ihrem Darm und Ihrer Lunge und ermöglicht es Ihrem Körper, in stressigen Zeiten Ruhe und Balance zu finden. *Der Vagus Code* zeigt Ihnen, wie Sie diesen »Heilungsnerv« aktivieren können, um Stress zu reduzieren, Ihre Gesundheit zu stärken und emotionale Stabilität zu erlangen. Lernen Sie, wie Sie durch einfache Atemtechniken, Omega-3-Fettsäuren und natürliche Heilpflanzen den Vagusnerv stimulieren können, um Ihre innere Balance zu finden. Erkunden Sie, wie Herzkohärenz, Achtsamkeit und vagale Stimulation Ihre Resilienz fördern und Ihre Selbstheilungskräfte aktivieren. Viele praktische, leicht in den Alltag zu integrierende Übungen können Ihnen zu mehr Gelassenheit und Freude im Leben verhelfen.

Chakras und die magische Kraft der Stimme

Stärke deine Energiezentren
Das Chakra-Vokal-Training
Joachim Sevenich

Überarbeitete Neuausgabe mit neuer Ausstattung

Klappenbroschur, 176 Seiten, 23 Grafiken und Tabellen, ISBN 978-3-86616-540-3

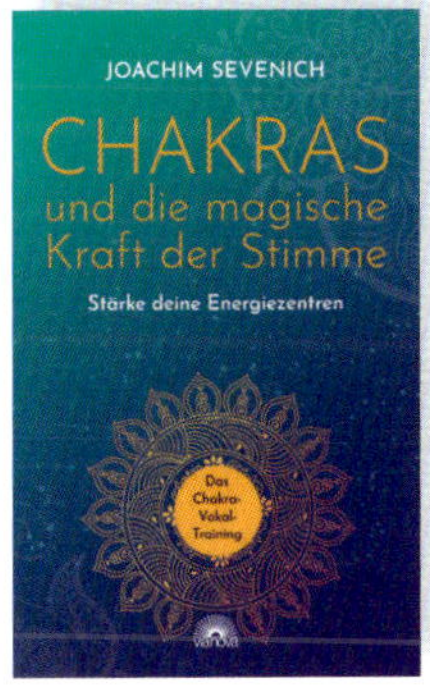

Joachim Sevenich hat ein richtungsweisendes Werk geschrieben, in dem er anschaulich darstellt, wie aus den Vokalen der Stimme in Verbindung mit den Hauptenergiezentren, den Chakras, schöpferisches Wirken entsteht. Ganz gleich, ob Sie sich meditativ versenken, Ihre Selbstheilung anregen oder Wünsche realisieren möchten: Der praktischen Anwendung des Chakra-Vokal-Trainings im Alltag sind keine Grenzen gesetzt. Selbst bei der Partnersuche, Prüfungsvorbereitung oder Erkenntnisgewinnung kann die zauberhafte Kraft der eigenen Stimme kreativ angewendet werden. Durch Anleitungen, speziell zur Kommunikation mit Herz und Seele, wird zudem der Kontakt zu Ebenen ermöglicht, die im Alltag allzu leicht verschüttet sind und die doch eine absolute, persönlich erfahrbare Wahrheit beinhalten. Damit Sie selbst die ganz neuen Seiten Ihrer eigenen Stimme erfahren können, laden viele Übungen dazu ein, die faszinierenden Möglichkeiten des Chakra-Vokal-Trainings leicht und mit Freude zu erproben.

Der Weg des Yoga

Handbuch für Übende und Lehrende
Berufsverband der Yogalehrenden in Deutschland e. V. (BDYoga) (Hrsg.)

Vollständig überarbeitete Neuausgabe des Standardwerks

Klappenbroschur, 464 Seiten, ISBN 978-3-86616-535-9

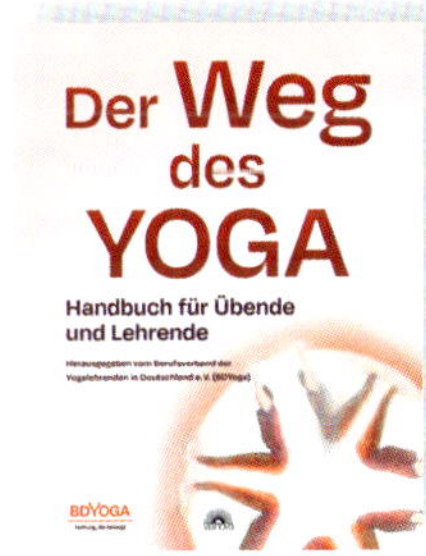

Mit diesem Überblickswerk über den Yoga und das Unterrichten von Yoga möchten die Autorinnen und Autoren ihren Beitrag dazu leisten, das Wissen der Querschnittsdisziplin Yoga systematisch weiterzuentwickeln und voranzubringen. Yoga, verstanden als Weg für das Training und die Kontrolle des menschlichen Körper-Geist-Komplexes, kennt eine Vielzahl unterschiedlicher Übungspraktiken und systematischer Techniken. Von den Ursprüngen des Yoga auf dem indischen Subkontinent mit seinen sich immer wieder verändernden, oft religiös geprägten Zielen und Methoden bis hin zum modernen globalen Phänomen des Yoga werden die für die Praxis und den Unterricht wesentlichen Aspekte dieses Weges dargestellt – Traditionen verbindend und disziplinübergreifend, unabhängig von spezifischen Strömungen. *Der Weg des Yoga* berücksichtigt die aktuelle, kritische Forschung zu Yoga. Für Lehrende öffnet sich damit eine Fundgrube an Yogawissen auf dem aktuellen Stand.

Spiraldynamik® – Achtsame Körperhaltung

Die besten Übungen für ein neues Körperbewusstsein
Renate Lauper / Dr. med. Christian Larsen

Klappenbroschur, 176 Seiten, 120 farbige Abbildungen, ISBN 978-3-86616-533-5

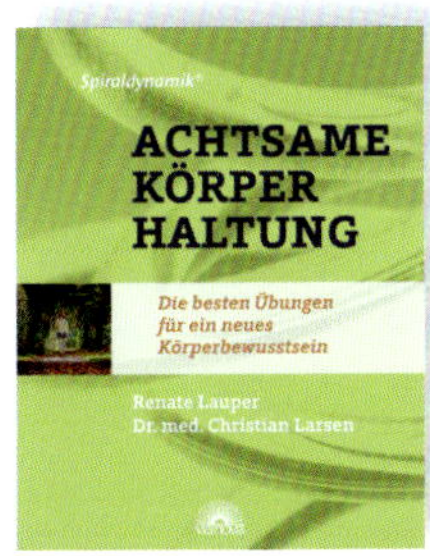

Entdecken Sie in diesem Buch die preisgekrönte und tausendfach bewährte Erfolgsmethode der Spiraldynamik, die auf einer gänzlich neuen Betrachtung des evolutionären menschlichen Bauplans basiert. Das Buch zeigt einen konkreten und anatomisch sinnvollen Weg, wie Sie sich körperlich verändern und aufrichten können. Erfahren Sie, wie durch die Bewusstheit der körperlichen Bewegung und Haltung ein vollkommen neues Lebensgefühl geweckt werden kann – frei von Beschwerden, zentriert, präsent, selbstbewusst, in Würde, kraftvoller Lebendigkeit und Ausstrahlung. Bahnbrechende Einsichten über die menschliche Anatomie und ihre Bewegungen werden hier ganz praktisch und konkret in einem perfekt aufeinander abgestimmten Übungsprogramm vermittelt, das behutsam und nachhaltig in die Aufrichtung führt. Achtsamkeit bedeutet, Körperbewusstsein im Alltag zu kultivieren.

Die heilende Kraft des Vertrauens

Zu innerer Klarheit und persönlicher Stärke im Leben finden
Urs-Beat Fringeli

Klappenbroschur, 232 Seiten, ISBN 978-3-86616-543-4

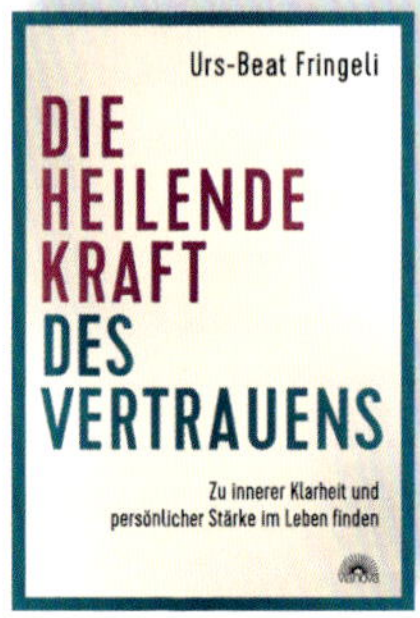

Wer mit gutem Grund dem Leben vertrauen kann, wie es das Buch beschreibt, der fördert sein Wohlbefinden. Der innere Mensch wird ins Gleichgewicht gebracht und Heilkräfte werden geweckt. Die Seele, die vertraut, beeinflusst und bewirkt auch die körperliche Vitalität und Gesundheit. Das Buch führt den Leser, die Leserin in die umfassende Dimension eines ganzheitlichen Welt- und Menschenbildes, das die Grundlage dafür bildet, dem Leben wahrhaft und langfristig zu vertrauen. Der Mensch erfährt so Geborgenheit und Sinn. Das Buch berücksichtigt und bestätigt die Ergebnisse der modernen Psychologie und Psychotherapie sowie der Glücksforschung. Es verhilft zu einer Haltung, die das Vertrauen ins Leben trotz Schwierigkeiten und Hindernissen erhält. Gerade sie werden durch eine Anleitung zu mehr Vertrauen überwunden. Eine Seele, die bedingungslos vertraut, ist und wird heil und ganz.

Seelenpartner oder toxische Beziehung?

Wie hochsensible Menschen emotionale Klarheit und Sicherheit finden
Sylvia Harke

Klappenbroschur, 240 Seiten, ISBN 978-3-86616-542-7

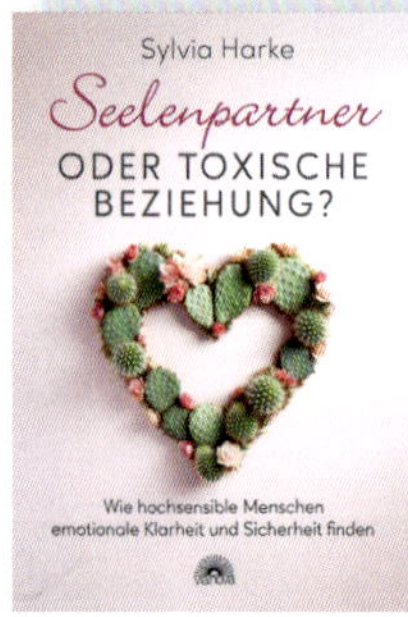

Hochsensible und empathische Menschen haben ein erhöhtes Risiko, in toxische Beziehungen zu geraten. Doch ausgerechnet sie suchen aufrichtig nach ihrem Seelenpartner. Als unbewusste Empathen sind sie leider das perfekte Beuteschema von Energievampiren. Hochsensible sind bereit, alles für ihr Gegenüber zu tun und tiefe Verletzungen zu verzeihen. Sie sind beseelt von dem aufrichtigen Wunsch, das Herz des Partners für die Liebe zu öffnen. Ohne das Wissen über narzisstische Persönlichkeiten und den Verlauf toxischer Beziehungen geraten sie immer tiefer in eine Spirale der emotionalen Abhängigkeit, während sich ihr Selbstvertrauen, ihre Gesundheit und ihre emotionale Stabilität immer weiter verschlechtern. In diesem Buch offenbart die Bestsellerautorin und Psychologin Sylvia Harke ein großes Tabuthema, das sich häufig hinter Gesundheitskrisen, Ängsten, Depressionen und Selbstzweifeln hochsensibler Menschen verbirgt: toxische Beziehungen in allen Schattierungen.

Reise zu deinem wahren Selbst

Herz und Seele im Einklang
Susann Theresa Braun

Klappenbroschur, 144 Seiten, ISBN 978-3-86616-529-8

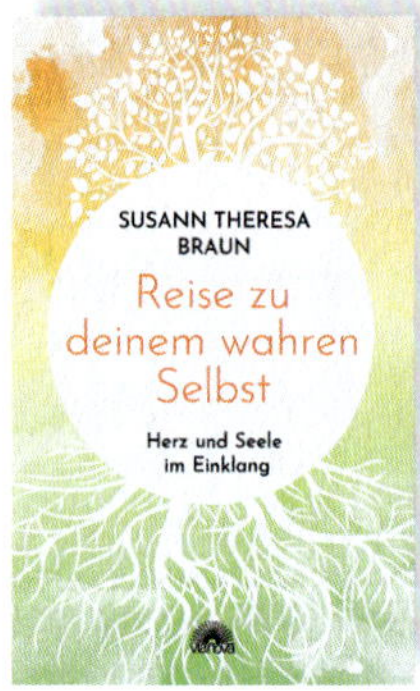

Immer wieder scheitert eine gut durchdachte Kommunikation in der Folge an der Umsetzung. Woran liegt das? Es fehlt eine zusätzliche Kommunikations- und Verständnisebene, die über das gesprochene Wort hinausgeht und für die Eindeutigkeit der Verständigung sorgt. Es fehlt Ihre innerste Überzeugung zu den Inhalten, die Sie transportieren wollen, Ihre „innere Haltung", die Sie dann in jeder Ihrer Zellen spüren und ausstrahlen und die unbewusst von Ihrem Gesprächspartner verstanden wird. Ihr Bewusstsein für die Verbindung Ihrer Herz- und Seelenenergie macht Sie zum Schöpfer Ihrer positiven Lebenseinstellung. Das Buch unterstützt Sie, den Zugang zu Ihrer Körperlichkeit, Ihrer Herzensenergie, Ihrer Seele und Ihrem Geist zu finden. So können Sie blockierende Bereiche erkennen und möglichst lösen. Einfache Übungen und Meditationen unterstützen Sie dabei und begleiten Sie auf der Reise zu Ihrem wahren Selbst. Lernen Sie, wie Sie in Ihrem Leben wahrhaftige Entscheidungen treffen, um ab sofort glücklicher zu leben.